Clinical Trial Methodology

臨床試験
方法論

エビデンス創出のための
試験デザインと統計解析

東京科学大学大学院 臨床統計学分野

平川晃弘

メディカル・サイエンス・インターナショナル

Clinical Trial Methodology:
Trial Design and Statistical Analysis for Evidence Creation
First Edition
by Akihiro Hirakawa

© 2025 by Medical Sciences International, Ltd., Tokyo
All rights reserved.
ISBN 978-4-8157-3122-9

Printed and Bound in Japan

はじめに

臨床試験方法論（clinical trial methodology）とは，科学的かつ倫理的な枠組みのなかで，医薬品などの新規治療法の有効性および安全性を評価するための試験デザイン，統計解析，データ管理，試験運用，規制要件など，臨床試験に関する原理・原則と手法・技巧を扱う学問です。

本書は，日本における臨床試験方法論の教育の現状をふまえ，その発展と推進を目指して執筆しました。近年，医療技術の進歩とともに新薬の開発や医療機器の革新が急速に進んでおり，それに伴い臨床試験方法論の重要性も一層高まっています。しかしながら，日本における臨床試験方法論の教育や研究開発は，依然として欧米諸国に後れを取っているのが現状です。筆者は，日本の創薬力を向上させ，産業競争力を強化するためにも，臨床試験方法論の教育と研究開発が極めて重要であると考えています。しかし日本において，これらに精力的に取り組んでいる大学や研究機関はごくわずかです。

医師や研究者が質の高い臨床試験を実施しエビデンスを創出するためには，臨床試験の計画，実施，解析に関する基礎知識と実践的スキルが不可欠です。また，製薬企業や開発業務受託機関（CRO），治験施設支援機関（SMO）は，それぞれが医薬品開発において重要な役割を担っており，これらの企業などで臨床試験（治験）に従事する方々には，臨床試験の計画から結果解釈に至るまでの一貫した高水準の専門知識が求められます。さらに，規制当局の審査官には，臨床試験の原理・原則の理解に加え，最新の臨床試験方法論に関する深い専門知識と豊富な審査経験が必要とされます。それにもかかわらず，日本において臨床試験方法論に関する教育の機会がほとんどないのは，憂慮すべき事態であると考えています。

本書は，筆者が東京大学大学院医学系研究科 生物統計情報学講座に所属していた際に開講した修士課程向け大学院講義「臨床試験方法論」の内

容に，最新の試験デザインと統計解析に関する解説を加えた入門〜中級レベル向けの教科書です。現在，本書の内容を基礎とした講義は，東京大学だけでなく，東京科学大学や東京理科大学などでも実施されています。本書が，これから臨床試験方法論の基礎を学びたいと考えている方，すでに臨床試験に従事しているものの試験デザインや統計解析を体系的に理解したい方，アダプティブデザイン，Bayes 流アプローチ，マスタープロトコルといった発展的な試験デザインや統計解析のリテラシーを身に付けたい方など，それぞれのニーズに応える一助となることを心より願っています。

　本書は幅広い分野の読者を対象としているため，統計学的な条件や前提についての説明を割愛している部分や，統計学的な正確性，厳密性よりもわかりやすさを優先して解説している箇所があります。また，筆者の経験や考えに基づく主張も含まれており，臨床試験方法論としての客観的事実のみに依拠するのではなく，筆者自身の視点が反映された内容となっています。本書に不明瞭な箇所や主張の根拠が不十分な部分があれば，それはひとえに筆者の力量不足によるものであり，皆様からのご批判とご指摘を賜り，今後改良を重ねる所存です。

　筆者の目標は，日本の臨床試験の質と効率を向上させることです。本書が臨床試験にかかわるすべての方々にとって，実践的かつ有用な道標となることを心より願っています。そして，本書を通じて日本の臨床試験の発展に寄与できることを期待しています。

　最後に，東京科学大学大学院 臨床統計学分野の佐藤宏征先生，花澤遼一先生，北林遼先生には，原稿を丁寧に査読いただき，数多くの有益な意見をいただきました。また，本書の企画，編集，出版に際しては，株式会社メディカル・サイエンス・インターナショナルの荻上朱里氏，金子史絵氏にご尽力いただきました。末筆ながら心より感謝の意を申し上げます。

　2025 年 1 月吉日

平川　晃弘

目 次

1章 臨床試験概論　　　1

1.1　臨床試験の原理・原則——　1

1.2　臨床研究の種類——　5

1.3　臨床試験に関する規制——　6

1.4　医薬品開発における臨床試験——　7

2章 臨床試験の基本デザイン　　　10

2.1　対照群の必要性——　10

2.2　医薬品開発におけるプラセボ群の設定——　12

2.3　並行群間比較試験——　13

2.4　クロスオーバー試験——　14

2.5　被験者内同時比較試験——　15

2.6　被験者内前後比較試験——　15

2.7　外部対照比較試験——　16

2.8　ランダム化中止試験——　18

2.9　エンリッチメントデザイン——　19

2.10　要因デザイン——　21

2.11　クラスターランダム化試験——　22

3章 医薬品開発における用量反応関係の評価　　　23

3.1　用量反応情報——　23

3.2　用量範囲試験と用量反応試験——　25

3.3 用量反応関係を評価する並行群間比較デザイン—— 26

3.4 用量反応関係を評価する統計手法—— 29

3.5 抗悪性腫瘍剤の用量探索デザイン—— 31

4章 優越性試験, 非劣性試験, 同等性試験　　36

4.1 比較の形式—— 36

4.2 優越性試験—— 37

4.3 非劣性試験—— 38

4.4 同等性試験—— 43

5章 盲検化とランダム化　　45

5.1 盲検化—— 45

5.2 非盲検試験—— 46

5.3 二重盲検試験—— 47

5.4 ランダム化—— 51

6章 評価項目の設定　　57

6.1 評価項目の設定—— 57

6.2 評価項目のデータタイプ—— 59

6.3 複合エンドポイント—— 62

6.4 代替エンドポイント—— 63

6.5 患者報告アウトカム—— 64

7章 統計解析法の選択　　66

7.1 PICECAR の設定—— 66

7.2 統計解析計画書の作成—— 69

7.3 統計解析法の選択—— 70

7.4 検定の多重性—— 92

7.5　解析対象集団—— 93

7.6　Estimand—— 96

8章　サンプルサイズ設計　　100

8.1　サンプルサイズ設計の必要性—— 100

8.2　仮説検定と検出力—— 101

8.3　サンプルサイズの計算—— 104

9章　臨床試験のための Bayes 流アプローチ　　116

9.1　頻度流アプローチと Bayes 流アプローチ—— 116

9.2　事前分布と事後分布—— 118

9.3　Bayes 流アプローチを利用する理由—— 118

9.4　Bayes 流アプローチ利用時の留意点—— 119

9.5　Bayes 流アプローチの利用が想定されるケース—— 122

10章　アダプティブデザインに基づく臨床試験　　130

10.1　アダプティブデザイン—— 130

10.2　群逐次デザイン—— 132

10.3　サンプルサイズ再設定—— 136

10.4　シームレス第 2/3 相デザイン—— 137

10.5　アダプティブランダム化—— 139

10.6　アダプティブ・エンリッチメントデザイン—— 140

10.7　臨床試験シミュレーション—— 141

10.8　データモニタリング委員会—— 142

11章　マスタープロトコルに基づく臨床試験　　144

11.1　臨床試験の効率化—— 144

11.2　抗悪性腫瘍剤開発の変遷とマスタープロトコル—— 145

11.3 マスタープロトコル試験—— 147

11.4 バスケット試験—— 149

11.5 アンブレラ試験—— 151

11.6 プラットフォーム試験—— 152

参考図書—— 155

索引—— 158

1章 臨床試験概論

POINT

❶ ランダム化対照試験は，エビデンス創出のためのゴールドスタンダードである。

❷ 臨床試験では，事前計画の原則を順守することが重要である。

❸ 試験実施計画書は試験全体の設計図であり，臨床試験の正当性，完全性，品質を確保するために必要な科学的文書である。

❹ 統計解析計画書は，データ解析結果の信頼性と妥当性を確保するための科学的文書である。

❺ 探索的試験は，検証的試験の試験仮説の設定や計画・実施に必要な情報を得るために行う試験である。

❻ 検証的試験は，介入効果に関する確かな証拠を得るために試験開始前に試験仮説を設定し，その試験仮説を適切に評価できるように計画・実施する試験である。

1.1 臨床試験の原理・原則

臨床試験は，1人以上のヒトに対して前向きに1つ以上の介入（プラセボまたはその他の対照介入を含む）を行い，その介入の健康科学，医歯薬学，行動科学的結果を評価する研究である。現代医療の基礎となっている根拠に基づく医療（evidence-based medicine：EBM）の

確立には，質の高い臨床試験〔特に**ランダム化対照試験**（randomized controlled trial：RCT）〕の積み重ねが不可欠である。

臨床試験を実施する者は，**臨床試験の原理・原則**を理解，順守する必要がある。原理・原則を無視した臨床試験から得られるデータは信頼性が低く，統計解析の結果にも**バイアス**（真の値からの系統的な誤差）が含まれるため，試験結果の再現性は保証されない。標準治療の確立に資するエビデンスを創出するためには，試験開始前に検証したい**試験仮説**を設定し，その仮説検証に必要なデータを収集する必要がある。試験の実施手順は試験実施計画書で規定され，データの正確さは厳格に管理されるべきである。仮説検証に必要な被験者数は統計学的根拠に基づき設定し，使用する統計解析法は試験計画の段階で試験実施計画書に明記しなければならない。このような**事前計画の原則**を順守することで，臨床試験の信頼性と再現性が保証される。

臨床試験を実施するうえで，生物統計学は重要な役割を担う。臨床試験で扱うデータにはバイアスと**偶然誤差**が含まれているため，これらに適切に対処しなければ，介入効果について誤った結論を導く可能性がある。生物統計学は，偶然誤差を適切に処理し，バイアスを最小化したうえで介入効果を推定する科学的枠組みを与える。統計学的根拠に基づく試験デザインと統計解析法を利用することで，医療と統計科学の世界が有機的に結びつき，新たな標準治療や個別化治療などの研究開発が加速する（**図 1.1**）。

試験実施計画書

試験実施計画書（プロトコル）は，臨床試験の計画，実施，解析，報告に関する内容や手順をまとめた文書である。試験実施計画書には，試験の背景と目的，試験デザインと方法，評価項目（エンドポイントとも呼ばれる），統計的事項，試験スケジュール，運営と管理，安全性評価とリスク管理，被験者保護，資金源などを詳述する。統計的事項については，必要被験者数の設定根拠，解析対象集団（analysis

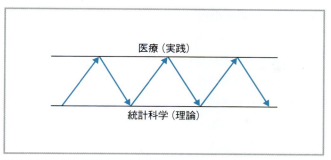

図 1.1 医療と統計科学の相互発展

set），各評価項目に対する統計解析，中間解析（interim analysis）などの具体的な計画を記述しなければならない．

　試験実施計画書は試験全体の設計図であり，試験の正当性，完全性，品質の確保に極めて重要なものである．臨床試験は多くの関係者が参画して長期間にわたって実施されるため，上記の項目を正確に伝達できるよう文書化しておくことで，試験の品質を維持し続けることができる．試験実施中に上記の項目に関する変更が生じた場合は，その理由とあわせて試験実施計画書を改訂する．試験実施計画書は，倫理審査委員会の承認を得るために手続き上必要となる文書ではなく，臨床試験の正当性，完全性，品質を確保するために必要な科学的文書であるということを認識しなければならない．

統計解析計画書

統計解析計画書（statistical analysis plan：SAP）は，試験実施計画書で示される主要な統計解析やその他の関連する統計解析の詳細を記述した文書である．統計解析計画書は，試験実施計画書と同様に，データ解析結果の信頼性と妥当性を確保するための重要な科学的文書である．例えば，主要評価項目（primary endpoint），副次的評価項目（secondary endpoint），探索的評価項目（exploratory endpoint）などに対する主要解析（primary analysis）および副次解析の方法，

欠測値（missing data）の取り扱い方法，感度分析（sensitivity analysis），サブグループ解析，その他の探索的解析，使用する統計解析ソフトウェアなどについて記述する。

統計解析計画書の作成は必須ではないが，近年では，臨床試験で用いる統計解析が多様化，複雑化していることから，試験実施計画書に統計解析計画の詳細を記述することが難しく，作成の必要性が高まっている。また，論文を投稿する際には，試験実施計画書に加え統計解析計画書の提出を求められることもある。統計解析計画書の初版は，試験実施計画書作成時点で作成することが望ましい。試験開始後や試験終了後に統計解析計画を改訂する場合もあるが，データベースを固定する（database lock：DBL）前には最終化しなければならない。統計解析計画書は，試験に参画する数名の生物統計家（試験統計家）が作成する。

データマネジメント

データマネジメントは，試験の計画からデータ収集，解析，報告までの一連のプロセスを管理し，試験の品質管理（quality control：QC）・品質保証（quality assurance：QA）を担う取り組みである。統計解析結果の品質確保のためには，データの品質確保が重要であることはいうまでもない。

データマネジメント業務の役割は，試験終了後に事後的にデータを確認して誤りを修正することではなく，試験計画時からデータの品質確保に努めることである。具体的には，データ収集に関する規定・手順の作成，症例報告書（case report form：CRF）の設計，electronic data capture（EDC）システムの構築，試験実施中のデータ確認と適切なフィードバック，試験終了後のデータ固定作業などを行う。

1.2 臨床研究の種類

ヒトを対象としたすべての医学系研究を「臨床研究」と位置づける場合，**観察研究**は，特定の介入や治療を行わず，自然な状況，関心のある曝露状態，または日常的に実施している治療法などと関心のあるアウトカムの関連性を評価する研究と定義される。アウトカムデータは，現在から過去（後ろ向き）または現在から未来（前向き）に向かって収集される。関心のある研究仮説の特徴に応じて，ケース・コントロール研究やコホート研究といった研究デザインが利用される。

介入研究は，治療，診断，予防，看護，心理的介入などに関する特定の介入が期待した効果を示すかを評価する研究と定義される。一般に，このような介入研究が臨床試験と呼ばれることが多い。臨床試験は，実施目的や試験実施者に応じていくつかの種類に分類される（図1.2）。医薬品・医療機器等の製造販売に係る承認を国から得るために実施する臨床試験は**治験**と呼ばれる。治験には，製薬企業などが実施する企業治験と，大学などの医師が主導して実施する医師主導治験がある。

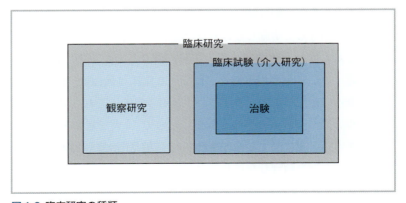

図1.2 臨床研究の種類

1.3　臨床試験に関する規制

　臨床試験の種類ごとに順守すべき規制がある。治験には「医薬品、医療機器等の品質、有効性及び安全性の確保等に関する法律」（医薬品医療機器等法あるいは薬機法とも呼ばれる）が適用される。また，治験は，臨床試験の実施の基準（**Good Clinical Practice：GCP**）に基づいて実施することが義務づけられている。GCP では，被験者の人権保護，安全の保持，福祉の向上のために，ヘルシンキ宣言に基づいた治験実施計画書，治験審査委員会，インフォームド・コンセント，健康被害に対する補償，個人情報の保護などに関する事項を定め，また試験の科学的な質および結果の信頼性確保のために，標準業務手順書，モニタリングなどによる品質管理，監査による品質保証などを定めている。

　治験以外の一部の臨床試験には**臨床研究法**が適用される。臨床研究法は 2018 年 4 月 1 日から施行され，医薬品等の有効性および安全性を評価する臨床試験を対象として，試験の実施手続，認定臨床研究審査委員会による審査，資金などの提供に関する情報公表の制度などを定めている。特に，製薬企業などから研究資金等の提供を受けて実施する臨床試験，あるいは，未承認または適応外の医薬品等を用いて実施する臨床試験は**特定臨床研究**と定義され，これらの試験は臨床研究法を順守して実施しなければならない。特定臨床研究以外の臨床試験に対しては，法順守の努力義務が課せられている。治験以外の未承認・適応外の再生医療などに関する臨床試験には，「再生医療等の安全性の確保等に関する法律」が適用される。これら以外の臨床試験についても，試験の目的や種類に応じて，「人を対象とする生命科学・医学系研究に関する倫理指針」や「遺伝子治療等臨床研究に関する指針」などを順守しなければならない。

1.4 医薬品開発における臨床試験

第1相試験

第1相試験は，被験薬が初めてヒトに投与される試験である。健康成人や患者を対象に，低用量から用量を漸増していく試験デザインなどを用いて，被験薬の安全性，忍容性，薬物動態（吸収，分布，代謝，排泄），薬力学などを調べる。安全性は被験薬の投与に伴い生じる副作用などのリスク，忍容性は被験薬の投与に耐え得る程度のことであり，それぞれ臨床検査，バイタルサイン，有害事象などで評価する。薬物動態は，生体内における吸収，分布，代謝，排泄で構成される過程のことであり，薬効，副作用，投与量調整，薬物相互作用などの理解のために，経時的に採取される血漿や血清を用いて薬物動態パラメータ（血中濃度の推移，半減期，排泄速度など）を調べる。薬物動態と薬力学データの関連性を評価するために，PK（pharmacokinetics）–PD（pharmacodynamics）モデリングを利用する場合もある。

第2相試験

第2相試験は，対象疾患に対する被験薬の有効性と安全性の評価を主目的とする試験であり，目的に応じて前期と後期に分けて実施されることがある。前期の第2相試験では，被験薬の有効性，安全性，薬物動態などを瀬踏み的に検討し，治療効果の存在確認（**proof of concept：PoC**）を行う。また，**用量範囲試験**（dose-ranging trial）を実施し，広範囲の用法・用量の有効性と安全性を評価して**最小有効用量**（minimum effective dose：MinED）を探索する。後期の第2相試験では**用量反応試験**（dose-response trial）として，用量範囲試験の結果から選択した複数の用量の有効性および安全性を評価し，第3相試験で用いる推奨用量を決定する。なお，すべての医薬品開発において前期第2相試験と後期第2相試験が実施されるわけではない。

第 3 相試験

第 3 相試験は，第 1 相試験および第 2 相試験をとおして被験薬の有効性と安全性に関する有望な証拠が得られたあとに，被験薬のリスク・ベネフィットを評価し，臨床現場で使用するための有効性と安全性に関する十分なデータを収集する試験である。一般に，第 3 相試験はプラセボまたは標準薬を対照とした多施設共同 RCT として実施されるが，希少疾患などの被験者集積が困難な疾患においては，非盲検非対照試験として実施する場合もある。

シームレス第 1/2 相試験

シームレス第 1/2 相試験は，患者を対象とした第 1 相試験と第 2 相試験を継ぎ目なく行う試験であり，抗悪性腫瘍剤の臨床開発に用いられることが多い。この試験では，第 1 相パートで被験薬の推奨用量を決定し，第 2 相パートで推奨用量における有効性と安全性を評価する。ほかにも，第 1 相パートで複数の用量を選択し，第 2 相パートにおいて RCT を実施して推奨用量を決定する場合もある。第 1 相パートと第 2 相パートのデータを併合して被験薬の有効性と安全性を評価する場合には，各試験パートの患者背景因子の分布の異質性に注意する必要がある。

シームレス第 2/3 相試験

シームレス第 2/3 相試験は，被験薬の用量選択を行う第 2 相試験と，被験薬の有効性と安全性を検証する第 3 相試験を継ぎ目なく行う試験である。各試験を別々に実施する場合と比較して，総被験者数を減らし，試験期間を短縮できる場合がある。シームレス第 2/3 相試験は，**アダプティブデザイン**（adaptive design）の一種として位置づけられる。第 2 相パートと第 3 相パートのデータを併合して被験薬の治療効果を評価する場合には，標準的な統計解析法を用いることが適切で

はない場合があり，シームレス第2/3相試験のために開発された統計解析法を用いる必要がある。

検証的試験と探索的試験

検証的試験（confirmatory trial）は，被験薬の有効性または安全性に関する確かな証拠を得るために試験開始前に試験仮説を設定し，その試験仮説を適切に評価できるように計画・実施する試験である。試験仮説は仮説検定の枠組みで設定し，統計学的に十分な精度で仮説を評価できる被験者数を設定する。一般に，第3相試験は検証的試験として実施される。

　探索的試験（exploratory trial）は，検証的試験の試験仮説の設定や検証的試験の計画・実施に必要な情報を得るために実施する試験である。探索的試験は，検証的試験のように事前に設定した試験仮説に対する仮説検定を第一義的な目的としていないため，試験実施中に得られるデータに基づいて試験のデザインを変更する，または試験終了後に事前に計画していないデータ解析を追加で実施することがある。ただし，探索的試験でも臨床試験の原理・原則は順守する必要がある。

　検証的試験であっても，試験仮説に対する仮説検定の結果を補足するため，あるいは次の研究の仮説を検討するために，事後的に探索的なデータ解析を実施する場合がある。統計解析で重要なことは，試験実施計画書において，検証的位置づけの解析と探索的位置づけの解析を明確に区別しておくことである。

2章 臨床試験の基本デザイン

POINT

❶ ランダム化対照試験は，ランダム化により被験治療群と対照治療群の
比較可能性を保つ。これによりバイアスを最小化したうえで有効性お
よび安全性の群間比較が可能となる。

❷ 臨床試験では，適切な選択・除外基準を設定することにより試験成績
の一般化可能性が高まる。

❸ 並行群間比較試験は，最も代表的なランダム化対照試験である。

❹ クロスオーバー試験で被験治療の有効性と安全性のデータを適切に
評価するためには，いくつかの条件が成立している必要があり，その
利用は慎重に検討しなければならない。

❺ 一般に，外部対照群との比較結果は，被験治療の有効性と安全性を裏
づける直接的な証拠にはならない。

2.1 対照群の必要性

一般に，被験治療の効果を調べる場合，被験治療の実施後に疾患が治
癒・改善したとしても，それは被験治療の効果を確認できたことの証
拠にはならない。なぜなら，被験治療を実施しなくても疾患が治癒・
改善する可能性があるからである。被験治療の効果を科学的に評価す
るためには，被験治療を実施した結果と実施しなかった結果を比較す

る必要がある。仮に，被験治療を実施した結果を観察したのち，過去に遡って被験治療を実施しなかった結果を観察できるのであれば，被験治療の効果を適切に評価できるだろう。しかし，この対照（コントロール）は，真の対照ではあるものの観察することのできない反事実な（counterfactual）ものでしかない。

　真の対照を用意できないのであれば，別の対照を用意して被験治療の効果を評価することになる。このとき，ある被験者の対照として，この被験者とヒトとしての性質（性別，年齢など）がほぼ同じ別の被験者をその都度用意することは現実には困難である。よって臨床試験においては，各被験者ではなく被験治療を実施する集団に対して，ヒトとしての性質が平均的に一致する被験治療を実施しない**対照集団**を用意し，各集団の結果を比較することで被験治療の効果を評価する。対照集団として現実に用意できるものは，**外部対照**と**内部対照**である。外部対照は，臨床試験に登録される被験者集団以外の集団を対照とするものである。内部対照は，臨床試験に登録される被験者集団のうち，一部の被験者に被験治療を割り付け，残りの被験者に対照治療を割り付けて対照群とするものである。その他，被験者自身を対照とする**自己対照**がある。同一被験者に対して，被験治療と対照治療を異なる時期に割り付けるクロスオーバー試験（cross-over trial）（後述）や，異なる治療部位に割り付ける被験者内同時比較試験（within-subject comparison trial）（後述）などにおいて利用される。

　内部対照および自己対照を用いる場合，被験治療と対照治療の割り付けはランダムに決定する。ランダム化（randomization）された対照群のある臨床試験は，被験治療群と対照治療群の**比較可能性**（comparability）が保たれ，バイアスを最小化したうえで有効性および安全性に関する群間比較が可能となる。このような試験はランダム化対照試験（RCT）と呼ばれ，被験治療の有効性と安全性を評価するゴールドスタンダードである。

2.2 医薬品開発におけるプラセボ群の設定

一般に，被験薬の投与後に認められる被験者の反応には，被験薬以外の要因がもたらす影響も含まれる。例えば，被験薬を投与されていることによる治療への期待，それに伴う行動変容，疾患の自然経過，医師などの医療従事者の評価の偏り，偶然誤差などである。被験薬の効果を評価する際は，これらの要因の影響を排除すべきであり，その方法は被験薬以外の要因の影響を同様に含む対照群を用意することである。例えば対照群を「被験薬を投与しない群」とすると，被験薬群と被験薬非投与群で薬剤を投与しているかが異なることになり，上述の「被験薬を投与されていることによる治療への期待」「それに伴う行動変容」の影響を排除できない。よって，「薬剤を投与している」という状況も同様にしなければならない。このような場合は，被験薬からその有効成分を除いた**プラセボ**（**偽薬**）を用意し，被験者を被験薬群とプラセボ群にランダム化する。被験薬群とプラセボ群の有効性の比較結果は，被験薬の有効成分に由来する効果以外の要因の影響を排除できていることから，被験薬の有する効果の大きさを適切に推定できる。

他方で，すでに治療法が確立している疾患であれば，プラセボ群を設定することに倫理的な課題が生じる場合がある。また，プラセボ対照試験であるがゆえに，患者や医師が臨床試験への参加を見送ることや，臨床試験への参加後に期待した有効性が認められなかった際に同意撤回が行われるなど，脱落率の上昇も懸念される。このような場合は，標準治療を基礎にして，被験薬の上乗せ効果を評価する試験を検討することも考えられる。

2.3　並行群間比較試験

並行群間比較試験（parallel-group comparison trial）は，最も代表的な RCT である．被験者は被験治療群または対照治療群にランダム化され，被験者間比較により被験治療の評価を行う．並行群間比較試験は，試験の計画・実施に関する前提や仮定が少なく，1 人の被験者の脱落が試験成績に与える影響も限定的である．試験期間の長さも柔軟に設定できる．

並行群間比較試験では，適切な選択・除外基準を設定することで，被験治療の使用が想定される患者集団に対する試験成績の**一般化可能性**（generalizability）が高まる（図 2.1）．医薬品規制調和国際会議（International Council for Harmonisation of Technical Requirements for Pharmaceuticals for Human Use：ICH）E9「臨床試験のための統計的原則」では，一般化可能性を「*臨床試験で得た知見を，その試験に参加した被験者からより広い患者集団とより広い医療現場へ外挿することが信頼をもってできる程度*」と定義している．検証的試験として実施される並行群間比較試験では特に，被験治療の使用が想定される患者集団を適切に反映する選択・除外基準を設定する必要

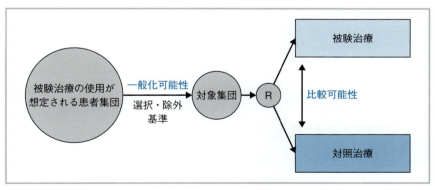

図 2.1　並行群間比較試験
R：ランダム化

がある。

2.4 クロスオーバー試験

クロスオーバー試験は，同一被験者に被験治療と対照治療を時期をずらして実施する試験である。最も単純なクロスオーバー試験は，試験期間を2期に分割し，被験治療と対照治療の実施順序（被験治療→プラセボ，プラセボ→被験治療）をランダム化する2剤2期のクロスオーバー試験である。被験治療と対照治療は連続して実施するのではなく，第1期の治療の効果が第2期まで持ち越される**持ち越し効果**（carry-over effect）の影響を小さくするために，十分な**ウォッシュアウト期間**（休薬期間）を設定する（図2.2）。

クロスオーバー試験は同一被験者内で被験治療と対照治療の効果の差を評価できることから，個体間変動に比べて個体内変動が小さい場合には，並行群間比較試験よりもサンプルサイズが少なくてすむ。ただし，並行群間比較試験に比べて試験期間は2倍以上になり，1人の被験者の脱落が試験成績に与える影響も大きくなる。

クロスオーバー試験で被験治療の効果を適切に評価するためには，いくつかの条件が成立している必要がある。例えば医薬品開発におけ

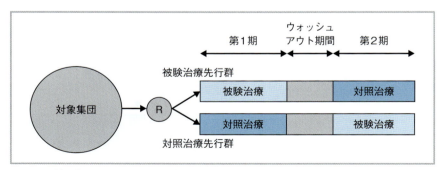

図 2.2 2剤2期のクロスオーバー試験
R：ランダム化

る2剤2期のクロスオーバー試験の場合，第1期に投与した被験薬により疾患が治癒したり，第1期に不可逆的な事象（死亡など）が生じると，第2期で対照薬の効果に関するデータを収集できなくなる。また，第2期開始時の被験者の状態が第1期開始時点と異なると，被験薬と対照薬において，その治療前の被験者状態が異なることになり比較可能性が脆弱になる。よって，クロスオーバー試験は通常，自然治癒する疾患，進行の早い疾患，または病状が安定しない疾患には適さない。両期間をとおして有効性と安全性に関するデータを適切に収集・評価できる疾患や評価項目を対象としているかを事前に検討する必要がある。

2.5 　被験者内同時比較試験

被験者内同時比較試験では，同一被験者の治療部位が被験治療と対照治療にランダム化される。クロスオーバー試験と同様に，同一被験者内で被験治療と対照治療の効果の差を評価することができる。ただし，その利用は局所的に作用する治療に限定される。例えば，両眼に発症する眼科疾患などが対象となる。

2.6 　被験者内前後比較試験

被験者内前後比較試験（within-subject pre-post comparison trial）は対照群のない試験であり，被験治療開始前と開始後の状態を比較することにより被験治療の効果を評価する。**非盲検非対照試験**（open-label non-controlled trial）とも呼ばれる。

　被験者内前後比較試験では，全例に被験治療を実施するため被験治療に関するデータは多く得られるが，その効果を主張するためには，同一の集団に対して被験治療を行わなかった場合の結果がある程度の根拠をもって想定できなければならない。また，プラセボ効果や**平均**

15

への回帰現象（regression to the mean）により，効果が過大評価されるおそれがあることにも留意しなければならない。臨床試験における平均への回帰現象とは，同一被験者において，ある変数が極端な値を示した場合，次の観測ではその変数が母集団の平均値に近づく傾向があるという現象のことである。よって，被験者内前後比較試験では，平均への回帰現象により被験治療の効果に関係なく被験治療後のデータが改善傾向を示す場合があるため，試験成績の結果解釈には十分に留意しなければならない。

　被験者内前後比較試験において，被験治療開始前に一定の観察期間を設けることができれば，被験治療を受けていない期間と受けた期間との効果を比較する**自己対照ケースシリーズデザイン**（self-controlled case series design）として実施することもできる。このデザインは，自己の被験治療開始前のデータを対照とするため，適切な対照を用意できない被験治療（例えば，被験者の疾患状態に応じて治療内容が調整されるリハビリテーションプログラムなど）の効果を評価する際に有用である可能性があるが，上述のクロスオーバー試験と同様の留意点がある。

2.7　外部対照比較試験

外部対照比較試験（externally controlled trial）は，試験外に比較対照を設定し，その外部対照データと実施した臨床試験のデータを比較する試験である。外部対照データとしては，過去の臨床試験から得られた患者データ，診療記録から収集された患者データ，文献等で報告されている要約指標などがある。過去に実施された臨床試験，観察研究，診療記録などで収集されたデータを外部対照とする場合，これらのデータは**ヒストリカル対照データ**（historical control data）と呼ばれる。外部対照データは，その被験者の選択に恣意性があり，またランダム化された対照群ではないことから，被験治療群と外部対照群と

臨床試験の基本デザイン **2**章

表 2.1 臨床試験におけるさまざまな対照群

対照群の種類	試験デザイン	対照群データの生成方法
内部対照		ランダム化
ハイブリッド対照		ランダム化（内部対照），過去の臨床試験データやリアルワールドデータなど（外部対照）
外部対照		過去の臨床試験データやリアルワールドデータなど
シンセティック対照		複数の過去の臨床試験データやリアルワールドデータ等とのマッチングなど

：試験に登録された被験治療群，：内部対照群，：外部対照群，：シンセティック対照群

　の比較可能性は確保されない。そのため一般に，外部対照群の結果と見比べるなどの単純な比較結果は，被験治療の有効性と安全性を裏づける直接的な証拠にはならない。

　他方で，近年では希少疾患などの被験者集積が困難で RCT の実施可能性が低い疾患を対象とした臨床試験において，ヒストリカル対照データや電子医療記録（electronic health record）データなどの**リアルワールドデータ**（real-world data）を外部対照群として利用する試験デザインが注目されている。

　ハイブリッド対照デザイン（hybrid control design）では，RCTの対照群データとして，実施する試験の同時対照群データと対照群に関する既存データ（過去の臨床試験データやリアルワールドデータ）を併合したデータを用いる。**シンセティック対照デザイン**（synthetic control design）では，適切な対照群が存在しないまたは設定できない場合に，既存データに対するマッチングなどを実施して被験治療群に対する適切な対照群データを用意する（**表 2.1**）。これらのデザインは，小規模な RCT や非盲検非対照試験を実施する場合と比べ，被験治療の効果に関するエビデンスレベルや一般化可能性を高めることができる場合がある。ただし，外部対照データの利用・統合において

17

は，さまざまなバイアスのリスクを伴うことにも留意する必要がある．

2.8 ランダム化中止試験

ランダム化中止試験（randomized withdrawal trial）では，ランダム化前に導入期を設定し，導入期には被験者全員に被験治療を実施し，その後のランダム化期で，事前に規定した条件を満たした被験者を被験治療の継続または対照治療（プラセボ）にランダム化する（図2.3）．導入期で認められた効果が被験治療によるものであれば，被験者がプラセボに割り付けられるとランダム化期では効果は認められなくなり元の状態に戻ると考えられるため，群間比較により被験治療の効果を評価できる．

ランダム化中止試験は，治療を長期的に継続する疾患に対して，対照治療（特にプラセボ）の長期使用の機会を少なくするためのデザインである．このデザインは，導入期に多くの被験者に治癒や改善が認められる治療や症状が大きく改善されるような治療には適さない．また，導入期の被験治療で効果不十分あるいは有害事象などの理由で脱

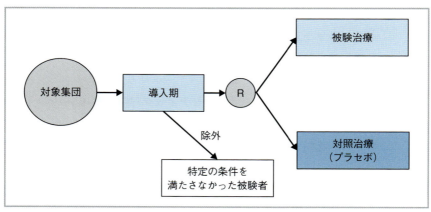

図 2.3 ランダム化中止試験
R：ランダム化

臨床試験の基本デザイン 2章

落例が生じると，ランダム化される集団は被験治療に対して一定の効果を示した集団となることから，ランダム化中止試験はエンリッチメントデザイン（enrichment design）（後述）として位置づけることもできる。この性質は，被験治療の効果が期待できる集団を特定することに役立つものの，エンリッチメントにより試験結果の一般化可能性が脆弱になる可能性も含んでいる。

2.9 エンリッチメントデザイン

エンリッチメントデザインは，臨床試験の選択・除外基準を満たした対象集団から，被験治療の効果を検出できる可能性の高い被験者集団（**エンリッチメント集団**）を選択し，エンリッチメント集団を用いて被験治療の有効性と安全性を評価する試験デザインである。

　エンリッチメントデザインは，①非薬剤的変動を減少させるデザイン（図2.4），②疾患に関連したイベントや病態の悪化の可能性が高い被験者を選択するデザイン，③被験治療の作用機序などから被験治療により反応する可能性が高い被験者を選択するデザインに分類

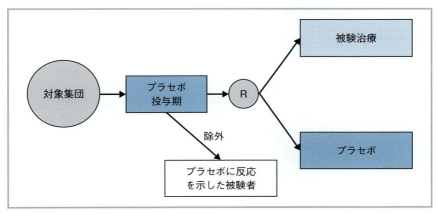

図 2.4　プラセボを用いたエンリッチメントデザイン
R：ランダム化

19

できる。①の最も基本的なデザインは，ランダム化を行う前に対象集団全例にプラセボを投与し，当該期間に観察された効果の評価結果から，非薬剤的変動が小さいと考えられる被験者をエンリッチメント集団とする試験デザインである。②は，疾患進行や患者予後の程度について過度な条件を設定すると，結果の一般化可能性が脆弱になることに注意する。③は，治療効果を予測するバイオマーカーに基づいてさまざまなエンリッチメントデザインを利用することができる。例えば，バイオマーカー陽性集団のみに有効性が期待される場合は，陽性集団のみをランダム化するデザイン（図2.5-A），バイオマーカー陽性集団と陰性集団に有効性が期待される場合は，各集団においてランダム化するデザイン（図2.5-B）などがある。しかしながら，被験治療の開発初期の段階ではバイオマーカーに関する豊富なデータが得られていないことも多く，バイオマーカーの妥当性を確認しながら

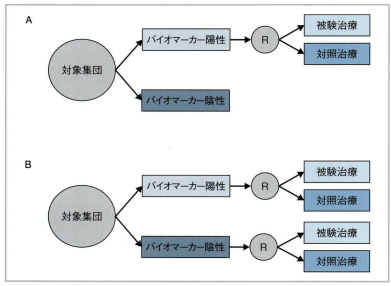

図2.5 バイオマーカーに基づくエンリッチメントデザイン
R：ランダム化

開発を進める必要がある。

2.10　要因デザイン

要因デザイン（factorial design）は，複数の治療を組み合わせたときの効果を評価するデザインであり，被験者には治療の組み合わせを割り付ける。例えば，治療法 A と B の併用効果を評価する要因デザインでは，治療法 A と対応するプラセボ群，治療法 B と対応するプラセボ群からなる 4 つの組み合わせ治療群を用意し，いずれか 1 つの組み合わせ治療群が被験者に割り付けられる（**表 2.2**）。

　この方法により，治療法 A は a＋c 集団と b＋d 集団の比較，治療法 B は a＋b 集団と c＋d 集団を比較することで，その効果を評価できる。ただし，この比較の際には，2 つの治療法のあいだの統計的な**交互作用**の存在に注意しなければならない。例えば治療法 B とそのプラセボ群の差を評価する場合，治療法 A を受けた集団（a＋c 集団）における治療法 B とプラセボとの差と，プラセボ A を受けた集団（b＋d 集団）における治療法 B とプラセボとの差が異なれば，交互作用が存在していることになり，a＋b 集団と c＋d 集団を単純に比較して治療法 B の治療効果を評価することはできない。そのため要因デザインの利用にあたっては，交互作用が生じる可能性について事前に検討する必要がある。なお，一般に交互作用に関する統計的推測の精度は低く，その検出には非常に多くのサンプルサイズを要することが知られている。

表 2.2 要因デザインにおける治療の組み合わせ

	治療法 A	プラセボ A	併合 A 群
治療法 B	a	b	a＋b
プラセボ B	c	d	c＋d
併合 B 群	a＋c	b＋d	a＋b＋c＋d

2.11　クラスターランダム化試験

クラスターランダム化試験（cluster randomized trial）は，被験者単位ではなく，施設，地域，家族などの複数の被験者で構成される**クラスター**を割付単位として，クラスターに対して治療法を割り付けるデザインである。例えば，疾患予防のための新規介入プログラムを既存の介入プログラムと比較する際，同一施設内で両プログラムを並行して実施することが困難な場合がある。この場合，施設を割付単位として，施設ごとに新規介入プログラムまたは既存介入プログラムをランダムに割り付ける。ほかにも，教育プログラムの効果を評価するために地域を割付単位とする場合や，感染症に対するワクチンの効果を評価するために家族を割付単位とする場合がある。このようなクラスター単位でRCTを実施する場合，同一クラスターに属する被験者のデータは介入を受ける環境などが類似しているため，別のクラスターに属する被験者のデータと比べて類似する傾向にある。つまり，同一クラスターに属する被験者間のデータには**クラスター内相関**（intra-cluster correlation）が生じる。この相関を無視して被験者単位の統計解析を実施すると結果にバイアスが生じるため，クラスター内相関を考慮したサンプルサイズ設計法と統計解析法を用いる必要がある。

　また，クラスターランダム化試験に関連するデザインとして，治療実施者を被験治療または対照治療にランダムに割り付け，それぞれの治療実施者が一定数の被験者を治療する**治療者ランダム化対照試験**（therapist randomized controlled trial）と呼ばれるデザインもある。

3 章

医薬品開発における
用量反応関係の評価

POINT

❶ 医薬品開発においては，用量反応関係を評価して被験薬の proof of concept（PoC）を確認する。

❷ 被験薬の用量反応関係は，用量範囲試験と用量反応試験を実施して評価する。

❸ 用量範囲試験は，前期の第 2 相試験として実施され，最小有効用量と最大有効用量を推定することが主たる目的となる。

❹ 用量反応試験は，後期の第 2 相試験として実施され，対比に基づく仮説検定などにより被験薬の推奨用量を決定することが主たる目的となる。

❺ 対照群（主としてプラセボ群）と各用量群の対比較により用量反応関係を評価する際の検定の多重性の調整方法として，多群比較に用いられる多重比較法や p 値を調整する多重検定手順がある。

3.1　用量反応情報

　医薬品開発の過程で，被験薬の用量，血中濃度，臨床反応（有効性および安全性）の関係を評価することは，適切な用法・用量を決定するために重要である。個々の被験者に適した用量を選択するためには，個々の被験者において用量と臨床反応の関係（**用量反応関係**）に関す

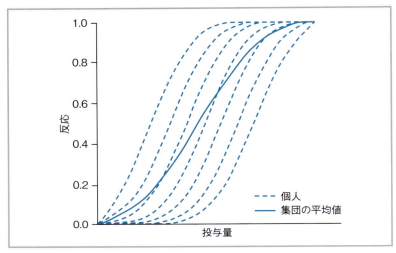

図 3.1 個人と集団の用量反応関係

る情報を得ることが望ましいが，これは容易ではない。通常は，被験者集団の平均的な用量反応関係を評価する（図 3.1）。また，その評価をとおして，被験薬が意図した効果（例えば，疾患の改善やバイオマーカーの変化）を示すかどうか（proof of concept：PoC）を確認する。

　被験薬の適切な用量（開始用量）を選択するためには，有効性と毒性に関するそれぞれの平均的な用量反応曲線の形状とそれらの相対的な位置関係を知る必要がある（図 3.2）。有効性と毒性の用量反応曲線の乖離が大きい被験薬（図 3.2-A）であれば，有効性が期待できると考えられる比較的高い用量を開始用量に設定することが可能である。また安全性上の特段の懸念がなければ，用量反応情報を得るために，低用量から高用量まで複数の開始用量群を設定した**固定用量並行群間比較試験**を実施できる。他方で有効性と毒性の用量反応曲線の乖離が小さい被験薬（図 3.2-B）の場合は，高い用量を開始用量とすることは被験者の安全性確保の観点から避けるべきである。このよう

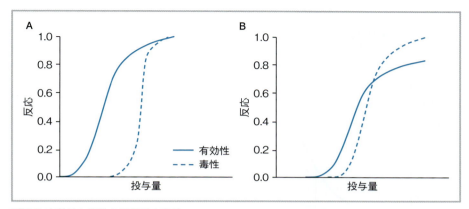

図 3.2 有効性と毒性の用量反応関係

な場合，高用量群を設定したランダム化対照試験（RCT）の実施は倫理的に許容されないため，低用量から開始し，当該用量の安全性と忍容性が確認された場合に次の用量に移行する**用量漸増デザイン**（dose escalation design）が用いられる．抗悪性腫瘍剤の第 1 相試験は，標準治療に不応または不耐の被験者を対象とし，強い毒性が想定される被験薬を評価することが多いため，用量漸増デザインが頻用されている．

3.2　用量範囲試験と用量反応試験

被験薬の用量反応関係に関する情報は，用量範囲試験と用量反応試験を実施して収集される．ただし，すべての医薬品開発において両試験が実施されるわけではなく，個々の開発戦略に応じて必要な試験が行われる．

　用量範囲試験は，前期の第 2 相試験として実施され，最小有効用量（MinED）と**最大有効用量**（maximum effective dose：MaxED）を推定することが主たる目的となる（図 3.3）．一般に，MinED は臨床

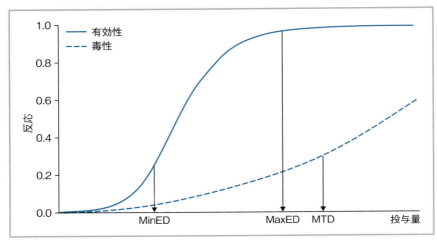

図 3.3 最小有効用量（MinED），最大有効用量（MaxED），最大耐量（MTD）の例

的に意義のある有効性を示す最小の用量，MaxED はそれ以上投与量を増やしても有効性の増強を示さない最小の用量と定義される。抗悪性腫瘍剤の推奨用量として選択されることの多い**最大耐量**（maximum tolerated dose：MTD）は，毒性が許容できる最大の用量と定義される。用量範囲試験では，用量反応関係に単調性を仮定し，推奨用量を含むと期待される用量範囲の有効性と安全性を探索的に評価する。MinED の推定には，極めて限られた効果しか示さないと考えられる低用量を含めることが役立つ。

　用量反応試験は，後期の第 2 相試験として実施され，被験薬の推奨用量を決定することが主たる目的となる。推奨用量は，用量反応曲線の評価や各用量群とプラセボ群との比較に基づき決定される。

3.3　用量反応関係を評価する並行群間比較デザイン

　用量反応関係の評価には，複数の用量群における有効性と安全性を比較する並行群間比較デザインを用いる。通常は 3 用量以上の用量群を

設定することが望ましい。

　並行群間比較デザインには，試験中の投与量を固定する**固定用量デザイン**と，被験者の安全性確保のために低用量を開始用量とし，試験中に被験者内で漸増していく**被験者内漸増デザイン**がある。いずれのデザインもプラセボ群を含めることが望ましいが，用量反応関係の評価に常にプラセボ群が必要というわけではない。プラセボ群を設定しない場合でも，用量反応関係に正の傾きが存在すれば効果の証拠となる場合がある。ただし，被験薬の効果の大きさを定量化するためには，通常，プラセボ，極めて限られた有効性しか示さない用量または比較対照薬が必要である。プラセボ群を設定することにより，各用量群とプラセボ群との比較で明確な有効性の評価ができる。各用量群の有効性が同程度で用量反応曲線がプラトーになった場合でも，プラセボより有効性が高いことを示すことで開始用量の選択やPoCの評価に役立つ場合もある。

　統計解析においては，全用量群のデータを用いて用量反応関係の存在を統計学的に検出できれば，用量群間の対比較で有意差を検出する必要がない場合もある。しかし，最低用量を推奨用量として選択する場合には，その用量の効果が統計学的に有意で，かつ臨床的意義のある効果であることを証明しなければならない。

被験者内漸増デザイン

被験者内漸増デザインには，投与開始時には全被験者に低用量を投与し，一定の有効性が認められず，かつ安全性に問題がない被験者に対してのみ増量する**任意漸増デザイン**（図3.4）と，すべての被験者に同じ条件で順次増量する**強制漸増デザイン**（図3.5）がある。

　任意漸増デザインでは，試験実施計画書で規定したルールに従い用量を漸増する。通常は，ある用量で一定の有効性が認められた被験者ではその用量の投与を継続し，効果不十分かつ安全性に問題がなかった被験者では次用量に増量する。任意漸増デザインは，高用量を開始

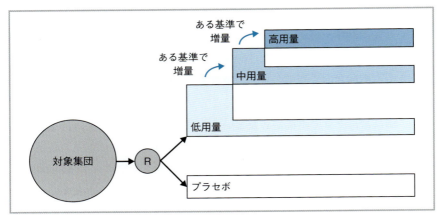

図 3.4 任意漸増デザイン
R：ランダム化

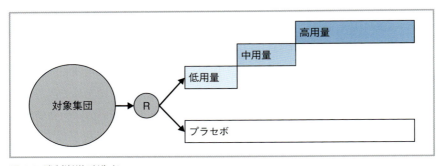

図 3.5 強制漸増デザイン
R：ランダム化

用量にできない薬剤や用量を上げすぎると毒性が高まる薬剤などの推奨用量の評価のために利用されるが，各用量推移を辿った被験者集団間で被験者の特徴が異なり，比較可能性を確保できない。また，効果不十分例に増量することから，用量依存的に反応が上昇しない用量反応関係が得られることもある。

被験者内漸増デザインでは，① 被験薬投与後にすみやかに効果が

発現し，投与を中止すればすみやかに効果が消失するような反応が得られ，②被験薬の時間依存的に生じる累積の効果が非常に小さく，③治療中止例が多くない場合は，集団の平均的用量反応関係と個々の被験者の用量反応関係の両方を評価できる。そうでない場合，いずれの漸増デザインも，投与量の増量に対する反応，先行して投与した用量の持ち越し効果による反応，投与期間が長くなったことまたは累積の投与量が多くなったことに起因する反応を区別できないため，結果解釈が困難になる。時間経過に伴い自然軽快する疾患の場合はさらに注意が必要である。

3.4　用量反応関係を評価する統計手法

用量反応関係を評価する統計解析法として，**対比**（contrast）を用いた傾向性の検定がある。この検定では，試験開始前に想定される用量反応関係を表す**対比係数**を設定する。実務上は，複数の対比係数を用意し，試験で観察された各用量群のデータがどの対比係数の用量反応関係に近いかを統計学的に評価する。

図3.6は，4用量の用量反応関係を評価するための対比係数の例である。対比係数ベクトルはその合計が0になるように設定する。例えば，用量に対して比例的に有効性が上がる場合は［-3, -1, 1, 3］，最大用量のみ有効性が期待できる場合は［-1, -1, -1, 3］，第2および第3用量から有効性がプラトーになると期待される場合は，それぞれ［-3, 1, 1, 1］および［-3, -1, 2, 2］を設定する。**多重対比検定**（multiple contrast test）を用いて，統計学的に最も当てはまりのよい用量反応関係を特定することができる。

対比を用いない傾向性の検定として，連続データに対する**単調回帰**（isotonic regression）を用いる検定やノンパラメトリック検定の一種である **Jonckheere-Terpstra**（ヨンクヒール・タプストラ）**検定**，2値データに対する **Cochran-Armitage**（コクラン・アーミテッジ）

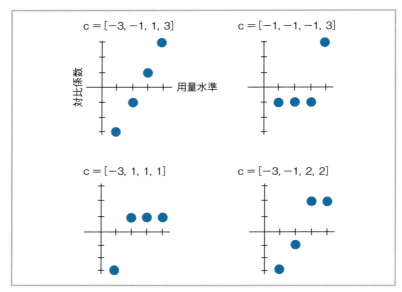

図 3.6 対比係数と用量反応関係
c：対比係数ベクトル

検定がある．なお，これらの検定で有意性が認められた場合，用量反応関係の存在の証拠にはなるものの具体的な用量反応関係を特定することまではできない．

対照群（主としてプラセボ群）との対比較に基づき複数の用量群から推奨用量を選択するとき，両側有意水準（significance level）α（例えば両側5%）の検定を繰り返すと，試験全体の第1種の過誤確率（type I error rate）が有意水準 α を超えてしまう検定の**多重性の問題**（multiplicity problem）が生じる（ここでいう第1種の過誤確率は，どの用量群もプラセボ群と有効性に差がないにもかかわらず，誤って1つ以上の用量群でプラセボ群との有意差が認められる確率のことである）．第1種の過誤確率を適切に制御するためには，**多重性の調整**（multiplicity adjustment）が必要になる．用量反応関係を評価する際の多重性の調整方法として，多群比較に用いられる**多重比較法**

（multiple comparison procedure）やp値を調整する**多重検定手順**（multiple testing procedure）がある。

多重比較法には，すべての群の対比較を行う**Tukey–Kramer**（テューキー・クレーマー）**法**，1つの対照群と複数の用量群をそれぞれ比較する**Dunnett**（ダネット）**法**，用量反応関係に単調性を仮定した**Williams**（ウィリアムズ）**法**，比較をあらかじめ順序づけ，その順序で検定を実施し，有意になった場合に次の比較を行う**閉検定手順**（closed–testing procedure）などがある。

多重検定手順には，**Bonferroni**（ボンフェローニ）**法**，**Sidak**（シダック）**法**，**Simes**（シムズ）**法**があり，さらにBonferroni法の拡張として，**Holm**（ホルム）**法**，**Hochberg**（ホッホベルグ）**法**，**Hommel**（ホメル）**法**などもある。

それぞれ検出しやすい用量反応関係が異なることから，想定される用量反応関係に応じて適切な方法を選択する必要がある。また，多重比較と用量反応モデルの選択を同時に行う**MCP–Mod**（multiple comparison procedure–modeling）**法**と呼ばれる統計解析法も提案されている。

3.5　抗悪性腫瘍剤の用量探索デザイン

一般的な薬剤の推奨用量は，複数の用量群を設定した並行群間比較試験を実施して決定されることが多い。しかし，抗悪性腫瘍剤においては，標準治療に不応または不耐の被験者を試験の対象集団とし，強い毒性が想定される被験薬を用いることから，推奨用量を並行群間比較試験により決定することは倫理的に困難である。抗悪性腫瘍剤の開発では，推奨用量となることが多いMTDを同定することを目的とした**用量探索試験**（dose–finding trial）が第1相試験として実施される。MTDは，許容できない毒性〔**用量制限毒性**（dose limiting toxicity：DLT）〕の有無を指標として，忍容性のある最大用量と定義され

る。実際の臨床試験では，DLT 発現確率が30%付近の用量を MTD
と定義することが多い。

用量漸増デザイン

MTD を探索する試験デザインとして，低用量から順に用量を増量し
ていく用量漸増デザインが用いられる。用量漸増デザインは主とし
て，事前に増量・減量に関するルールを規定しておく**ルールに基づく
デザイン**（rule-based design），用量と毒性発現の関係を統計モデル
によって表現する**モデルに基づくデザイン**（model-based design），
ルールに基づくデザインの簡便さとモデルに基づくデザインと同程度
の性能を有する**モデル支援型デザイン**（model-assisted design）に
分類される。これらのデザインは，試験中に観察される毒性データに
基づいて割付用量を決定していくアプローチである。いずれの用量探
索デザインも，通常は数例（1〜3例）の被験者（コホート）ごとに
用量割付を行い，観察された毒性データを評価し，次のコホートの被
験者に割り付ける用量をその都度決定する。この手順を目標被験者数
に到達するまで繰り返し，最終的に得られる全毒性データから MTD
を決定する。

3+3 デザイン

最も頻用されている用量探索デザインは，ルールに基づくデザインの
ひとつである **3+3 デザイン**である。3+3 デザインの漸増ルールは
次のとおりである。

最低用量に 3 例を登録し，
① DLT が 1 例も発現しなければ増量を決定し，次の 3 例に 1 段階上
　の用量を投与する。
② DLT 発現例数が 1 例であれば，同じ用量に追加で 3 例を登録する。
　計 6 例における DLT 発現例数が 1 例以下であれば増量を決定し，

3章 医薬品開発における用量反応関係の評価

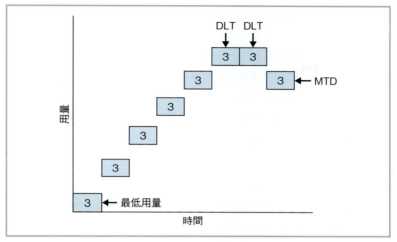

図 3.7 3 + 3 デザインに基づく用量漸増の一例

次の 3 例には 1 段階上の用量を投与する。計 6 例における DLT 発現例数が 2 例以上であれば，MTD を超えたとして増量をやめる。
③ DLT 発現例数が 2 例以上であれば，MTD を超えたとして増量をやめる。

このアルゴリズムを繰り返し，② または ③ で増量中止となった際に，投与された用量よりも 1 つ下の用量の累積投与例数が 3 例であれば追加で 3 例を登録し，DLT 発現例数が 6 例中 1 例以下となれば当該用量を MTD とすることが多い（**図 3.7**）。このデザインは試験開始前に漸増ルールを決定しているためわかりやすく，また試験の運用も容易である。しかし，①〜③ の漸増ルールに統計的根拠はなく，MTD の同定精度が低いなど，いくつかの問題が指摘されている。

▍Bayes 流用量探索デザイン

3 + 3 デザインに代わるデザインとして，Bayes（ベイズ）流アプローチに基づき MTD を探索する **continual reassessment method**

（**CRM**）が開発された。CRM は，その後に開発された数多くのモデルに基づくデザインのプロトタイプでもある。CRM は，用量–毒性モデル（例えばパワーモデル）を仮定し，観察された DLT データを用いてモデルパラメータを Bayes 推定する。その後，モデルから推定される各用量の事後毒性確率に基づいて次の被験者（コホート）に投与する用量を選択する。これを繰り返し，被験者集積終了後に事後毒性確率が目標毒性確率（例えば30%）に最も近い用量を MTD とする。

　CRM は 3＋3 デザインと比べ，① 低用量群に割り付けられる被験者数を少なくできる，② 多数の被験者を効果が期待される MTD 付近の用量に割り付けられる，③ 増量・減量の決定が柔軟に行える，④ MTD を正しく選択できる確率が高い，⑤ MTD よりも毒性発現確率の高い過毒性用量に割り付けられる被験者数を少なくできるなどの利点がある。しかし，CRM などのモデルに基づくデザインは，統計的に複雑な用量–毒性モデルを仮定することや，モデルパラメータの Bayes 推定が試験中に繰り返し必要であることから，試験運用上の負担が大きく，実際に利用される機会は少なかった。この問題に対して，モデル支援型デザインのひとつである **Bayesian optimal interval design**（**BOIN**）が開発された。BOIN は，3＋3 デザインのように事前に用量の増減ルールを定めることができるため，試験の運用が容易で，かつモデルに基づくデザインと同等の MTD の同定精度を有する。

生物学的最適用量の探索

上述のデザインは毒性データのみに基づいて MTD の探索を行っているが，その妥当性が保証されるのは，用量を増加すると被験薬の毒性と有効性が単調に増加する関係にある場合のみである。例えば，分子標的薬や免疫チェックポイント阻害剤では，毒性と有効性が用量に対して単調増加の関係にあるとはかぎらないため，必ずしも MTD が最大の有効性を示すわけではない。これらの薬剤は，例えばある用量以

降は有効性がプラトーになることも考えられる。このような場合，毒性に加え有効性の用量反応関係も考慮した**生物学的最適用量**（biological optimal dose：BOD）を定義し，BOD を推奨用量にするほうが合理的な場合があり，その用量探索デザインも開発されている。ほかにも，2 剤併用療法の用量探索デザインや，遅発性の毒性を考慮できる用量探索デザインなど，薬剤の特性に応じた用量探索デザインが開発されている。

　近年，米国食品医薬品局（U.S. Food and Drug Administration：FDA）は，抗悪性腫瘍剤の開発にかかる規制の一環として，プロジェクト・オプティマス（Project Optimus）と呼ばれる新たな取り組みを始めている。プロジェクト・オプティマスは，分子標的薬の承認審査の経験から，従来の MTD 探索をとおした推奨用量の決定ではなく，有効性，安全性および忍容性の観点から最適な推奨用量を決定することを推奨している。プロジェクト・オプティマスを背景に，推奨用量の同定精度を高めることを目的として，用量探索過程で忍容性が認められた用量に対してさらに被験者登録を行い，追加の毒性データ（必要に応じて有効性データ）を収集する**バックフィリングアプローチ**（back-filling approach）の研究も進んでいる。

4 章

優越性試験，非劣性試験，同等性試験

✎ POINT

❶ 臨床試験には，優越性試験，非劣性試験，同等性試験の3つの比較の形式がある。

❷ 非劣性試験では，非劣性検証の成否を判断する境界値である非劣性限界を設定する必要がある。

❸ 非劣性限界は，対照治療の効果の不確実性を考慮し，統計的および臨床的根拠に基づいて設定する。

❹ 非劣性試験の必要被験者数は，被験治療と対照治療の効果の差と非劣性限界に依存する。

❺ 同等性試験では，被験治療と対照治療の効果が臨床的に重要な意味をもつほどには異ならない範囲を表す，同等性の上限値と下限値をそれぞれ設定し，同等性検証の成否を判断する。

4.1 比較の形式

臨床試験には3つの比較の形式がある。被験治療の効果がプラセボまたは対照治療の効果よりも優ることを示す**優越性試験**（superiority trial），被験治療の効果が実対照薬の効果に劣らないことを示す**非劣性試験**（non-inferiority trial），被験治療と対照治療の効果が臨床的に重要な意味をもつほどには異ならないことを示す**同等性試験**

(equivalence trial）である．被験治療の効果は優越性試験または非劣性試験で証明することが一般的であり，どちらで証明するかは，被験治療の臨床的位置づけもふまえ慎重に検討する．

医薬品開発においては，後発医薬品の先発医薬品に対する治療学的な同等性を保証する**生物学的同等性試験**がある．

4.2 優越性試験

優越性試験は，被験治療の効果について最も説得力のある証拠を提供する．通常，優越性試験はランダム化対照試験（RCT）として実施され，被験治療の対照治療に対する優越性は主要評価項目に対する仮説検定で証明される．例えば有効率を主要評価項目とした場合，有効率の差（被験治療－対照治療）の点推定値が 0 よりも大きく，かつ，差が 0 であるという帰無仮説（null hypothesis）に対する仮説検定（両側有意水準 5%）で p 値（両側）が 0.05 よりも小さければ，有効率の差について統計学的有意差が認められ，優越性が検証されたと判断する．多くの場合，仮説検定と信頼区間の結果には整合性があることから，有効率の差の 95% 信頼区間の下限値は必ず 0 を超える（図 4.1）．

なお，非盲検非対照試験において，被験治療の有効性が事前に設定

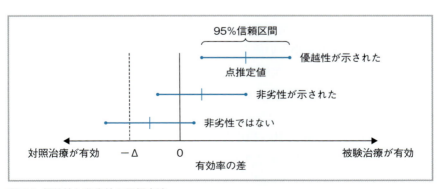

図 4.1 優越性と非劣性の評価方法

した閾値（臨床的に意義のある値）を上回る（または下回る）かを仮説検定で評価する場合があるが，一般にこのような試験は優越性試験とは呼ばない。

4.3　非劣性試験

医薬品規制調和国際会議（ICH）によりガイドラインが整備される以前は，「実対照薬に対して有意差がなければ同等性が示されたと判断する」という誤った意思決定がなされていたと聞く。現代では，このような考えは淘汰され，ICH において策定された「ICH E9：臨床試験のための統計的原則」「ICH E10：臨床試験における対照群の選択とそれに関連する諸問題」などのガイドラインに基づき，非劣性試験が被験治療の効果を検証する比較形式の1つであると認識されている。
　被験治療の対照治療に対する非劣性の検証手順は，以下のとおりである。

① 適切な対照治療を選択する。通常は，対象疾患に対する標準治療を選択する。標準治療が複数存在する場合は，被験治療の臨床的位置づけや標準治療について得られている既存情報（例えば過去の臨床試験成績）などを考慮して選択する。医薬品開発においては，対照薬の選択について規制当局と議論し，合意を得る必要がある。
② 被験治療と対照治療の効果の差について，臨床的に許容できる最大の差よりも小さい値を**非劣性限界**（非劣性マージン）として設定する。なお，非劣性限界はΔ（デルタ）で示されることが多い。
③ 被験治療と対照治療の RCT を実施し，被験治療と対照治療の効果の差（被験治療－対照治療）の両側 95％信頼区間を求める。
④ 両側 95％信頼区間の下限値（または上限値）が非劣性限界を超えていれば（または超えていなければ）非劣性が検証されたと判断する。そうでなければ，非劣性は検証できなかったと判断する。

有効率を主要評価項目とした場合，図4.1からは，優越性試験ではその検証の判断の境界点は0，非劣性試験では$-\Delta$となる。優越性試験と非劣性試験の検証方法の違いは，この境界値の設定のみであり，検証の原理は同じである。よって，非劣性仮説に対して仮説検定〔例えば，**Farrington-Manning**（ファリントン・マニング）**検定**〕を行うこともできる。

非劣性限界の設定

非劣性試験では，非劣性検証の成否を判断する境界値である非劣性限界を自ら設定する必要がある。非劣性限界の適切な設定方法を考案することは統計的にも臨床的にも容易ではなく，生物統計学のコミュニティにおいてもさまざまな議論が行われてきた。しかし，現代においてもその確立した方法はなく，個々の状況に鑑みて適切な値を設定することになる。ここでは，ICH E10に基づき，非劣性限界の設定方法の一例を紹介する。

　ICH E10では，次のように述べられている。

非劣性試験のために選ばれる限界値は，計画している試験の設定条件で，実対照薬とプラセボを比べた場合に，「確実に期待できる実対照薬の効果の大きさの最小値」より大きな値であってはならない。

この考え方に基づくと，例えば過去に実施された対照治療とプラセボのRCTにおいて，有効率の差（対照治療－プラセボ）が20%（点推定値）であった場合には，20%よりも小さい値を非劣性限界として採用するということになる。実務上は，点推定値に対して，0.5や0.8などの定数を乗じた値を非劣性限界とすることが多い。点推定値の代わりに有効率の差の95%信頼区間の下限値を参照することもある。

　この考え方は，被験治療がプラセボよりも優ることを保証する決定方式のひとつとして受け入れやすいと考えるが，実際に非劣性限界として採用する値は，臨床的に許容できる最大差もふまえて決定するこ

とになる。例えば，有効率の差（対照治療－プラセボ）が60%であった場合に非劣性限界として50%を選択すると，被験治療と対照治療の有効率の差の95%信頼区間の下限値が−50%を超えていれば，非劣性が検証されたと判断することになる。しかしながら，これは被験治療の効果がプラセボよりもわずかに高いことを保証しているだけで，被験治療の効果が対照治療より小さくても非劣性と判断される場合がある。このような場合，臨床的に「被験治療が対照治療に対して非劣性である」と認めることはできないはずである。よって，非劣性限界は統計的判断と臨床的判断の双方の観点から決定しなければならない。また，不適切あるいはやや許容範囲の大きい非劣性限界を用いた場合，実際には対照治療よりも劣っている被験治療が標準治療として認められ，さらに当該被験治療を対照治療とした新たな被験治療の非劣性試験が実施される可能性がある。このようなことが繰り返されることで治療効果の低下が累積し，最終的にもともとの標準治療と比べてかなり劣った治療が標準治療として採用されてしまう。このような現象を**バイオクリープ現象**（biocreep phenomenon）という。

　非劣性試験では，ほかにも留意すべき点がある。例えば，計画中の非劣性試験において，対照治療が過去の臨床試験と同等の効果を示すとはかぎらない。医療環境などの変化に伴い対照治療の効果も変化するため，現在の対照治療に期待される効果を考慮して非劣性限界を設定しなければならない。非劣性限界を検討する際に利用する推定値の種類にも議論がある。一般に，治療効果の大きさは点推定値と信頼区間で定量化されることから，非劣性限界は点推定値または信頼限界を参考にすることが多い。しかし，対照治療について複数の試験が存在する場合は，それらの点推定値または信頼限界の平均値や最小値を用いることも考えられる。また，メタ・アナリシスに基づく点推定値や信頼限界を参照することも考えられる。

　過去に実施された対照治療とプラセボのRCTのデータが利用できる場合は，上述の考え方に基づき非劣性限界を設定できるが，対照治

優越性試験, 非劣性試験, 同等性試験 **4** 章

療に関するデータが十分でない場合もある。例えば, 過去に対照治療とプラセボを比較した RCT が実施されていない, 計画している非劣性試験と過去に実施された対照治療のプラセボ対照試験では主要評価項目が異なる, という状況にしばしば遭遇する。このような場合, 上述した統計的根拠に基づく非劣性限界の設定が困難であれば, 臨床的判断のみで設定することもある。臨床的判断とは, 医学専門家 (臨床医) の (個人的) 見解のことであるが, 医学専門家も「臨床的に〇% 程度は劣っていても問題ない」と断言することはできないだろう。医薬品開発であれば規制当局と協議して決定することができるが, 医学研究であれば研究グループ内で決定せざるを得ない。

このように, 非劣性限界は, 対照治療の効果の大きさの不確実性を考慮し, 統計的および臨床的観点から設定することになる。抗菌薬のように, 対照薬の効果が高くプラセボとの効果の差が明確な場合は, 非劣性限界の設定は難しくない。実際, 有効率を主要評価項目とした抗菌薬の非劣性試験における非劣性限界は慣例的に 10%（または 15%）とされてきたが, バイオクリープ現象が観察されることはなく, 総じて成功を収めていると言える。他方で, 対照治療の効果が小さく, 特にプラセボとの差が大きくない場合は, 非劣性限界の設定が困難であることが多い。仮に設定できたとしても, 必要被験者数が非常に大きくなり試験の実施可能性が低くなる。

非劣性試験の検出力

非劣性試験の必要被験者数は, 被験治療と対照治療の効果の差に大きく依存する。図 4.2 は, 有効率を主要評価項目とし, 非劣性限界を 10% とした非劣性試験（100 例/群）における被験治療と対照治療の有効率の差と検出力（power）の関係を示したものである。対照治療の有効率は 50% と仮定している。被験治療の有効率が対照治療よりも高い場合, 検出力は十分に大きくなり, 試験の実施可能性が高まる。しかし, 被験治療の有効率が対照治療に対して同等または低い場合,

41

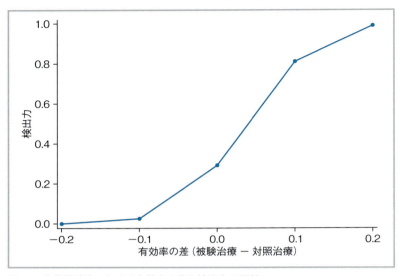

図 4.2 非劣性試験における有効率の差と検出力の関係

検出力は極めて小さくなる。

　このように，適切な非劣性限界を設定した非劣性試験においては，被験治療が対照治療よりも優る場合は現実的な被験者数で試験を実施でき，そうでない場合は実質的に試験を実施できない。よって，対照治療よりも優れていることが期待できる被験治療のみが非劣性試験を採用できることから，非劣性試験をとおした治療開発には一種のスクリーニング効果があると言える。なお，実際には被験治療の効果が対照治療とまったく同じであったとしても，被験治療のほうが効果の発現が速い，毒性が低い，または投与方法が簡便であるなどの臨床的有用性を有している場合もある。このような場合は，被験治療の臨床的有用性を評価できる（主要）評価項目を設定し，対照治療に対する優越性試験を実施することも考えられる。

優越性試験, 非劣性試験, 同等性試験 4章

仮説のスイッチング

非劣性試験では，被験治療の対照治療に対する非劣性が検証され，さらに被験治療が対照治療に対して優越性を示していれば，試験仮説を非劣性仮説から優越性仮説に**スイッチング**（switching）し，被験治療の優越性を主張する解析計画を採用できる場合がある。この場合，非劣性仮説に対する検定結果が有意であることを確認したのちに優越性仮説に対する検定を実施することになるため，検定の多重性（multiplicity in testing）を調整する必要はない。しかし，非劣性試験として計画したにもかかわらず優越性が示されたということは，被験治療や対照治療の効果について，試験計画時の想定とは異なることが起きたと考えるべきである。例えば，対照治療の効果が想定していた値よりも小さかった，被験治療の効果が想定していた値よりも大きかった，主要評価項目に関するデータのばらつきが想定よりも小さかった，目標被験者数を超えた被験者数を登録した，などが原因として考えられるだろう。スイッチングに基づく優越性検証を認めるか否かは，その試験成績を利用するステークホルダー間で決めることが望ましい。

　他方で，優越性試験として計画，実施された試験において，優越性検証が失敗したときに非劣性仮説を評価することも考えられる。この場合，優越性仮説から非劣性仮説にスイッチングすることを事前に規定しておく必要がある。さらに，試験が非劣性試験としての条件も満たすことを保証しなければならない。ただし，スイッチングに基づく非劣性検証を受け入れることについてはコンセンサスが得られているとは言えず，意見が分かれるところである。

4.4　同等性試験

同等性試験では，被験治療と対照治療の効果が臨床的に重要な意味を

43

もつほどには異ならない範囲を表す，同等性の上限値と下限値をそれぞれ設定する。一般に，被験治療の効果は優越性試験または非劣性試験で証明することが多いため，特段の事情がないかぎり同等性試験を実施することはないだろう。

　後発医薬品の開発においては，先発医薬品に対する生物学的同等性試験を実施する。生物学的同等性試験では，一般に先発医薬品と後発医薬品の**バイオアベイラビリティ**（有効成分の未変化体または活性代謝物が体循環血中に入る速度および量）を比較する。血中または尿中の未変化体または活性代謝物の定量的測定が困難な場合や，バイオアベイラビリティの測定が治療効果の指標とならない場合は，効力を裏づける薬理作用を比較する薬力学的試験や，主要効能に対する治療効果を比較する臨床試験により治療学的同等性を評価する。生物学的同等性試験では通常，クロスオーバー試験や並行群間比較試験を実施する。血中濃度–時間曲線下面積（area under the blood concentration time curve：AUC）や最高血中濃度（maximum blood concentration：Cmax）などの生物学的同等性評価パラメータの対数値の平均値の差の 90% 信頼区間が $\log(0.80)$〜$\log(1.25)$ の範囲内であれば，先発医薬品と後発医薬品は生物学的に同等と判断する。

5 章

盲検化とランダム化

POINT

❶ 被験治療の効果の推定結果に関するバイアスとは，「被験治療の効果の推定値と真の効果の値との系統的な差」のことである。

❷ 盲検化とランダム化は，バイアスを最小化するための重要なテクニックである。

❸ 盲検化では，試験実施中の盲検性維持のための方策を事前に定めることが重要である。

❹ ランダム化の方法として，試験開始前に割付順序を決めておく層別ランダム化と，被験者登録が行われるごとに割付群を決定する最小化法が頻用されている。

5.1 盲検化

ランダム化対照試験（RCT）では，試験に関与する医師などの関係者が被験者に割り付けられた治療（割付治療）を知っていると，試験中の治療方針，検査のタイミング，臨床評価などが変化し，被験治療の効果の推定結果にバイアスが生じる可能性がある。ここでのバイアスとは，「被験治療の効果の推定値とその真の効果の値との系統的な差（つまり，偶然誤差による差は除く）」のことである。被験治療の効果の推定結果にバイアスが混入していると，効果の過大評価または

45

過小評価が起こり，誤った結論を導くことになる。バイアスには，試験デザインを原因とするものだけでなく，試験の実施や統計解析を原因とするものもあり，臨床試験の計画，実施，解析，報告に至るすべてのプロセスで発生する可能性があると考えるべきである。バイアスを完全に排除することは困難であるが，バイアスの原因を特定し，適切に対処することで，可能なかぎり小さくすることはできる。

　被験治療の効果を適切に評価するためには，被験者を含め試験関係者全員が割付治療を知らないことが望ましい。試験関係者には，被験者と医師だけでなく，クリニカルリサーチコーディネーター，看護師，薬剤師，さらに試験の立案や運営に携わるスタディマネジャー，モニター，データマネジャー，生物統計家なども含まれる。医薬品開発であれば，治験依頼者である製薬企業も含まれる。**盲検化**（blinding）とは，RCT において，これらの試験関係者が割付治療を知り得ないようにする方策のことであり，バイアスを回避するための重要なテクニックのひとつである。

5.2　非盲検試験

非盲検試験（open-label trial）では，試験関係者が各被験者の割付治療を知ることが可能な状態にある。ただし，通常，試験に参加する医療機関は，自施設の被験者に対する割付治療を知ることは可能でも，他施設の被験者の割付治療を知ることはできない。研究事務局においては，割付・データ管理システム〔EDC（electronic data capture）など〕により全施設の被験者の割付治療を把握できる。

　非盲検試験の場合，試験医師の患者選択，治療方針，臨床評価などに起因するバイアスや，被験者の治療法への期待・疑念に伴う自己評価や有害事象の訴えに起因するバイアスが生じる可能性がある。このような理由から，非盲検試験は原則として，二重盲検試験（double-blinded trial）（後述）が実施できない場合にのみ採用すべきである。

46

盲検化とランダム化 **5**章

二重盲検化（double-blinding）ができない理由は，プラセボ製剤に係る準備，管理，予算などに関連する問題であることが多い。医療機器，術式，リハビリテーションなどの比較のように，そもそも二重盲検化が困難な試験もある。また，割付治療が被験治療か対照治療かで割付治療実施後の治療選択肢が変わるような場合も，非盲検試験を採用する場合がある。二重盲検化が可能であるものの，被験治療または対照治療に特有の有害事象で盲検性が破綻するおそれがあることを理由に非盲検試験を選択することは避けるべきである。

　主観的評価を伴う主要評価項目を用いた非盲検試験の場合は，特に注意が必要である。例えば，被験者を観察・評価して治療効果をスコア化する場合や，CT や MRI などの画像検査の結果に基づいて有効性の判定を行う場合である。このような場合，主要評価項目に対する評価の客観性を保つために，割付治療を知らない独立した第三者委員会で主要評価項目の判定を行うこともある。例えば，抗悪性腫瘍剤の臨床試験の主要評価項目として利用されている無増悪生存期間（progression free survival：PFS）の増悪判定はそのひとつである。

　また，非盲検試験では，被験者が割り当てられた治療に不満をもっていると，治療効果が不十分であったり有害事象が発生した際に，別の治療機会を求めて脱落するといったことが生じ得る。割り当てられた治療と関連した脱落および，それに伴う欠測が多く発生すると，被験治療と対照治療の比較が困難になる可能性があるため，モニタリング活動などをとおして脱落を防ぐ必要がある。

5.3　二重盲検試験

二重盲検の維持

被験者，医師，その他の試験関係者のすべてが各被験者の割付治療を知り得ないようにする方策を**二重盲検化**という。二重盲検という用語

47

は，医師と被験者が盲検下にあることを指すが，医師と被験者以外に
盲検下にある試験関係者を明示するために，統計解析を担当する生物
統計家が盲検下にあれば三重盲検，データマネジャーも盲検下にあれ
ば四重盲検と呼ぶ場合もある。ただし，重要なことは盲検下にある試
験関係者を明示することではなく，試験関係者のうち盲検下と非盲検
下にある担当者を区別し，それぞれがアクセス可能な情報の範囲を決
め，試験実施中の盲検性維持のための方策を定めることである。

　通常，盲検化に関する事項を定めた手順書を用意する。手順書にし
たがって必要な記録を残すことで，盲検化のレベルを第三者へ説明で
きる。盲検化維持の方策や盲検化のレベルは試験によって異なるた
め，試験ごとに手順書を作成することが望ましい。手順書には，割付
キーコードの不適切な開示を防ぐための手順や，割付キーコードを明
らかにした場合の記録方法も記載する。必要に応じて，① 臨床検査
値や被験治療（または対照治療）の作用により盲検化が不完全になる
ことが予想される場合，② データモニタリング委員会（data moni-
toring committee：DMC）を設置する場合，③ 中間解析を実施する
場合の盲検性維持の手順などを定める。

　薬剤の二重盲検試験の実施体制の例は**図 5.1** のとおりである。試
験開始前に，被験薬とプラセボの準備，パッケージング・保管の体制
を構築し，同時に割付キーコードの作成・保管に係る作業を進める。
被験薬の準備が完了したら各医療機関に輸送し，さらに未投与ぶんは
回収する。各医療機関は，被験薬を適切に保管しなければならない。

二重盲検化の準備と体制

被験薬とプラセボを比較する二重盲検試験の場合，被験薬とプラセボ
には管理番号が付与され，割付キーコード表で管理番号と割付薬群
（被験薬またはプラセボ）が紐づけられる。割付キーコードは通常，
試験関係者とは独立した生物統計家が，選択したランダム化の方法に
基づいて作成・保管することが多い。割付キーコード表を作成・保管

5章 盲検化とランダム化

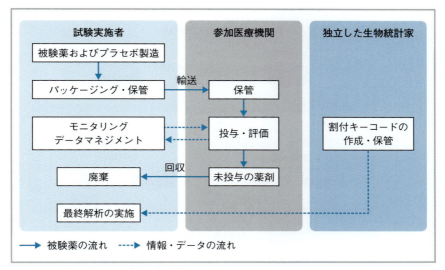

図 5.1 二重盲検試験の実施体制の例

する担当者は，試験関係者に割付キーコード表を開示してはならない。また，ランダム化のアルゴリズムを用意する際は，試験中に被験者より得られるデータから割付薬を推測できないようにしなければならない。例えば，各施設で 2 例ごとに被験薬とプラセボが必ず割り付けられるアルゴリズムを採用した場合は，被験薬の有害事象などにより割付結果を予見できてしまう場合がある。

治験の場合，盲検化およびランダム化に係る業務を医薬品開発業務受託機関（Contract Research Organization：CRO）などの外部機関に委託することが多い。アカデミアが実施する臨床試験において外部機関に委託することが困難な場合は，自施設などで試験に関与しない生物統計家らがこれらの業務を行うこともある。

二重盲検化の方法（図 5.2）

治験であれば，通常，有効成分を除いたプラセボ製剤を用意し，被験薬とプラセボの識別不能性を確保する。具体的には，被験薬またはプ

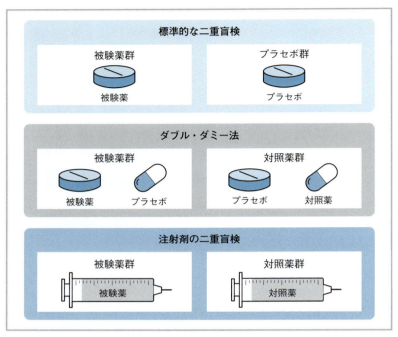

図 5.2 二重盲検化の方法

ラセボについて，その大きさ，重量，色，形状，におい，味，これらに関する経時的変化の影響などを確認する。治験以外の臨床試験でプラセボ製剤を用意できない場合は，乳糖などを用いて代替することもあるが，識別可能性や盲検性の確保に関する懸念は残る。対照薬を用いる二重盲検試験の場合は，被験薬と対照薬のそれぞれのプラセボ製剤を用いる**ダブル・ダミー法**を採用することもある。注射剤の場合には，見た目が同じバイアルやシリンジを使用し，これらを覆うカバーを付けて盲検性を確保することもある。

エマージェンシーキーコード

二重盲検試験の実施中に被験者に重篤な有害事象が生じ，試験医師がその処置のために当該被験者の割付情報を緊急に知らなければならな

い場合がある。このような緊急事態に対処するため，二重盲検試験では試験計画時に，被験者ごとに割付情報を開示できる**エマージェンシーキーコード**を作成しなければならない。

　エマージェンシーキーコードを準備する際は，管理方法および開封手順を定め，使用した場合にはその記録を作成する。エマージェンシーキーコードは各被験者の割付情報が記載された紙媒体を封筒で管理する，またはスクラッチカードを用いて管理する手法が主流であったが，Interactive Web Response System（**IWRS**）や Interactive Voice Response System（**IVRS**）といった症例登録や割付管理を行うシステムの普及により，電子的に管理できるようになった。また，不適切な業務手順や作業者のミスにより開封すべきキーコード以外のキーコードが開封されてしまう，あるいは被験者の安全性確保や治療方針の決定などと関係ないにもかかわらずエマージェンシーキーコードが開封されてしまうといったリスクを回避するために，エマージェンシーキーコードの管理方法や開封手順について，医師を含む試験関係者に周知徹底をはかることが重要である。

5.4　ランダム化

ランダム化の意義

ランダム化（または無作為化）とは，確率に基づいて被験者を各割付治療群にランダムに割り当てる操作のことであり，盲検化と並んでバイアスを回避するための重要なテクニックである。

　ランダム化により，試験登録時の被験者背景因子（特に，背景因子のなかでも主要評価項目に影響を与える予後因子）の分布（平均値・ばらつき，頻度・割合）が群間で均等になり，群間の比較可能性を確保することができる。また，既知の予後因子だけでなく未知の予後因子の分布も群間で均等化できるため，観察研究では実現できない理想

的な比較環境を用意することができる。統計的観点から言えば，仮説検定などの統計的推論の妥当性を保証する前提条件を整える操作でもある。このように，ランダム化は臨床試験の結果の信頼性を保証するための礎である。

単純ランダム化

単純ランダム化（simple randomization）は，各割付治療群（$r = 1, \cdots, R$）へ一定の割付確率 p_r（ただし，$0 < p_r < 1$, $p_1 + \cdots + p_R = 1$）で割り付ける方法であり，各割付治療群への割付確率が等しければ $p_r = 1/R$ となる。被験治療群と対照治療群の被験者数を同数とする臨床試験であれば，1：1の割付比を達成するために，被験治療群と対照治療群への割付確率をそれぞれ1/2とする。通常は，コンピュータで確率1/2の乱数を発生させて割付治療群を決める。

　単純ランダム化は，簡便でわかりやすい方法であり，予見性（割付結果に対する当て推量）を完全に排除することができるが，群間の被験者数が不均衡になる（割付比が1：1とはならない）可能性が高い。臨床試験では，必要被験者数の設定時に割付比を決定する。このときに指定した割付比を維持することが目標検出力を確保することにつながるため，割付比が維持できない可能性が高い単純ランダム化は実務上はほとんど利用されていない。

ブロックランダム化

被験治療と対照治療の割付順序に制約を設けることで割付比を維持することができる。例えば，2例の被験者に被験治療 A と対照治療 B を割り付ける場合，1番目と2番目の被験者への割付順序は，AA，AB，BA，BB の4とおりあることになる。割付比1：1を維持するためには，割付順序 AA と BB を候補から除外して，AB または BA の順序で割り付けを行えばよい。3番目以降の被験者に対しても，2例1組（ブロック）として AB または BA を確率1/2で割り付けて

いくことで，登録された被験者数が偶数の場合は2群間の被験者数を同数にすることができ，登録された被験者数が奇数になったとしても2群間の被験者数の差は最大で1例となる。このようなランダム化は**ブロックランダム化**（block randomization）と呼ばれ，ABまたはBAの組を**並べ替えブロック**（permutation block）という。

　ブロックの数（ブロックサイズ）が2のブロックランダム化の場合，被験治療または対照治療に特有の反応（例えば特徴的な有害事象）があると，割付治療に対する予見性が高まってしまう。予見性を回避するために，ブロックサイズを4以上に設定することが多い。ブロックサイズが4であれば，割付順序はAABB，ABAB，ABBA，BAAB，BABA，BBAAの6とおりであり，例えば確率1/6でいずれかのブロックを選択して4例単位で割り付けを行う。

　実務上は，複数のブロックサイズを用いて被験者数を群間で同数にすることと，割付結果の予見性を回避することとのバランスをとるのがよい。また，ブロックサイズを試験実施計画書に記載してしまうと予見性が高まるため，ブロックサイズを含め，ランダム化の詳細は割付手順書のみに記載する。

層別ランダム化

被験治療の効果の推定に係るバイアスを最小化するためには，群間の比較可能性を積極的に確保することが重要である。特に，予後因子の分布が群間で不均衡になれば，結果の解釈が困難になる。例えば，被験治療群と対照治療群への割付比を1：1とする場合，年齢が予後因子であれば，群間で各年齢グループ（例えば，40歳未満，40歳以上65歳未満，65歳以上）の被験者数をほぼ同数とすることが望ましい。なお，各年齢グループの被験者数をそれぞれ約33％にするということではないことに注意してほしい。単純ランダム化やブロックランダム化を用いる場合，各年齢グループにおける群間の被験者数は平均的にはおおむね同数になるが，それを保証しているわけではない。各年

齢グループの群間の被験者数を均等にするためには，年齢グループごとに割り付けを行えばよい。つまり，40歳未満のグループ，40歳以上65歳未満のグループ，65歳以上のグループのそれぞれで1：1のブロックランダム化を行うことで，各グループにおいて群間の被験者数は等しくなる。このように，群間で均等化を確保すべき優先度の高い予後因子を**層別因子**（stratification factor）として設定し，各層内で（ブロック）ランダム化する方法を**層別ランダム化**（stratified randomization）という。

　層別因子は複数であってもよい。例えば，年齢（40歳未満，40歳以上65歳未満，65歳以上）に加えて性別（女性，男性）も層別因子とする場合，試験開始前に，各層別因子の層ごとの組み合わせに対して割付順序を決定することになる。**表5.1**はブロックサイズを4として各層8例までの割付順序を示したものである。年齢と性別が該当するカテゴリに属する被験者が登録された場合，当該カテゴリのブロックの左から順に治療を割り付けていく。例えば，1例目が55歳の女性であれば被験治療Aを割り付け，2例目が35歳の男性であれば対照治療Bを割り付ける。目標被験者数に対して層別因子が多いと，各層に登録される被験者が少なくなる場合がある。この場合，各層のブロックの途中で目標被験者数に到達して試験が終了してしまうと，結果的に群間の被験者数や患者背景因子の分布に不均衡が生じることもある。層別因子の数は，1群あたりの被験者数が100例未満の小規模試験であれば1〜3個，100例以上であれば2〜4個の範囲で設

表5.1 年齢と性別を層別因子とした各層8例までの割付表（ブロックサイズ4）

年齢	性別	
	女性	男性
40歳未満	ABBA，BAAB	BABA，ABBA
40歳以上65歳未満	AABB，BABA	ABAB，ABBA
65歳以上	BAAB，ABAB	ABBA，BAAB

定することが多い。

最小化法

単純ランダム化，ブロックランダム化，層別ランダム化はいずれも試験開始前に割付順序を決めておく**静的割付**（static allocation）であり，原則として割付順序が試験中に変更されることはない。これに対して，被験者登録が行われるごとに割付群を決定する方法を**動的割付**（dynamic allocation）といい，代表的な方法に**最小化法**（minimization method）がある。

　最小化法は，各層別因子の層に属する被験者数の総和を調べ，群間でその総和が均等になるように割付群を決定する方法である。最初の1例または数例は静的割付を行い，一定の被験者数が集積されたのちに動的割付を開始することが多い。例えば，年齢（40歳未満，40歳以上65歳未満，65歳以上）と性別（女性，男性）を層別因子とし，14例目までの割付結果が**表 5.2**のとおりであったとする。いま新たに組み入れられた被験者が50歳の男性であったとする。14例目までの各群における「40歳以上65歳未満」と「男性」の被験者数の総和（延べ人数）は，被験治療群：2+3=5例，対照治療群：3+4=7例である。この被験者を被験治療群に割り付ければ，被験治療群は，3+4=7例となり，対照治療群に割り付けるよりも被験者数の総和の差が小さくなる。よって，最小化法では，この被験者を被験治療群

表 5.2 14例目までの割付結果

層別因子	層	被験治療群	対照治療群
年齢	40歳未満	2	2
	40歳以上65歳未満	2	3
	65歳以上	2	3
性別	男性	3	4
	女性	3	4
	合計	6	8

に割り付けることになる。各層の被験者数の総和が同数であれば確率1/2で割り付けを行う。常に総和が小さいほうの群に割り付ける方法を決定論的最小化法というが，この方法は確率に基づいた割り付けを伴わないため推奨されていない。実務上は，総和が小さいほうの群に割り付ける確率を高くする（例えば，総和が小さいほうの群に割り付ける確率を80%，もう一方の群に割り付ける確率を20%とする）ことが望ましく，これを**確率的最小化法**という。つまり，各層別因子の層に属する総被験者数の差を D（＝被験治療群の被験者数－対照治療群の被験者数）とすると，①$D < 0$ であれば割付確率 p（$> 1/2$）で被験治療に割り付ける，②$D > 0$ であれば割付確率 $1 - p$ で被験治療に割り付ける，③$D = 0$ であれば割付確率 $1/2$ で被験治療に割り付ける。

　ほかにも，試験中に許容する群間の被験者数の差に上限を設ける，群間の被験者数の総和の差が一定値未満であれば静的割付を行うなど，状況に応じて割付確率を変える工夫がある。なお，最小化法では，層別因子に設定しなかった背景因子の分布が群間で不均衡になる可能性や，部分集団内での背景因子の均一性の保証が不十分であることに留意すべきである。層別ランダム化と最小化法はそれぞれ一長一短であり，目標被験者数と層別因子の数を考慮して適した方法を選択する必要がある。

6 章

評価項目の設定

POINT

❶ 評価項目は，その重要度や評価の優先順位に基づいて，主要評価項目，副次的評価項目，探索的評価項目などに分類される。

❷ 主要評価項目は，試験の主要仮説を評価するために設定される最も重要な評価項目であり，原則として試験につき 1 つ設定する。

❸ 主要評価項目に有意差が認められた場合にのみ評価する意義があり，有意差を期待する副次的評価項目を，重要な副次的評価項目として位置づけることがある。

❹ 評価項目はそのデータの特性に応じ，主として連続型データ，2 値型データ，時間イベント型データに分類される。

6.1 評価項目の設定

臨床試験では，被験治療の有効性および安全性を評価するためにさまざまな**評価項目（エンドポイント）**を設定する。評価項目は，その重要度に基づいて，**主要評価項目**，**副次的評価項目**，**探索的評価項目**などに分類される。

主要評価項目

主要評価項目は，試験の主要仮説を評価するために設定される最も重要な評価項目であり，原則として試験につき1つ設定する。主要評価項目には，臨床的に最も適切かつ説得力があり，その評価に関する信頼性および妥当性が確立した評価項目を選択すべきである。また，評価項目に関するデータの偏りやばらつきを小さくするために，評価方法の容易性や結果の再現性も重要となる。

　試験によっては主要評価項目を2つ設定する場合があり，この場合の主要評価項目は**共主要評価項目**（co-primary endpoint）と呼ばれる。この場合，両方の主要評価項目に対する仮説が検証されれば試験成功と判断するのか，いずれか一方に対する仮説が検証されれば試験成功と判断するのかを，試験計画時に決定する必要がある。前者では仮説検定を2回実施することによる検定の多重性の問題は生じないが，後者では多重性の問題が生じるため，第1種の過誤確率を適切に制御する必要がある。

副次的評価項目

副次的評価項目は，試験の副次的な仮説や目的を評価するために設定される。例えば，主要評価項目に関する結果を補足するために設定されるものや，被験治療の有効性および安全性に関する新たな知見を得るために設定されるものがある。特に，主要評価項目に有意差が認められた場合にのみ評価する意義があり，有意差を期待する副次的評価項目を**重要な副次的評価項目**（key secondary endpoint）として，通常の副次的評価項目とは区別して設定する場合がある。重要な副次的評価項目は複数あってもよく，評価項目ごとに仮説検定を繰り返すことによる検定の多重性を調整する場合もある。

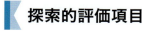

探索的評価項目

探索的評価項目は，仮説検定による比較を第一義的な目的としない評価項目である。検定による有意差は期待できないものの，今後の研究の仮説設定のためにデータを収集しておきたい評価項目などが選択される。

6.2 評価項目のデータタイプ

評価項目の設定においては，その定義を明確にすることが重要である。例えば死亡に関心がある場合，試験実施計画書に「死亡を主要評価項目とする」と記載するだけでは不十分である。ランダム化から特定の時点に至るまでの死亡率や，ランダム化から死亡までの時間など，被験治療の治療効果をどのような指標で評価するかも含め明確に定義する必要がある。

評価項目は，そのデータの特性に応じていくつかのタイプに分類できる。臨床試験で頻用されるデータタイプは，**連続型データ**（continuous data），**2値型データ**（binary data），**時間イベント型データ**（time-to-event data）である。

連続型データ

連続型データは，血圧などの臨床検査値，Hamilton うつ病評価尺度の合計点，痛みの評価尺度として採用される Numerical Rating Scale（NRS）や Visual Analogue Scale（VAS）などのように，連続的な値をとるデータである。連続型データの場合，被験治療の効果の大きさには，治療開始前後の差（変化量）や，変化量を治療開始前値で除した変化率が用いられる。また，治療開始時からの経時的変化（時間に対する傾き）により治療効果を評価する場合もある。一般に，連続型データには単位があることから評価項目としての臨床的意義を考察

しやすく，この特徴は変化量や変化率の群間差を指定するサンプルサイズ設計（sample size calculation）時に役立つ。

連続型データを評価する際は，その最終評価時点を決める必要がある。例えば，ヘモグロビン A1c（HbA1c）を主要評価項目とした糖尿病治療薬の臨床試験では 24 週時点，Clinical Dementia Rating-Sum of Boxes（CDR-SB）を主要評価項目としたアルツハイマー病治療薬の臨床試験では 18 か月時点というように，対象疾患，主要評価項目，被験治療に期待される効果などを考慮して最終評価時点を決定することになる。

また，変化量や変化率は外れ値の影響を受けやすい。数例に外れ値が認められただけでデータのばらつきは大きくなり，結果的に検出力が低下することもある。外れ値が認められた場合は，そのような値が生じた原因が明らかにならないかぎりは安易に解析から除外せず，外れ値を含めた場合と含めなかった場合の解析結果や，外れ値の影響を小さくする解析方法による結果を確認し，それらの結果の差異を議論すべきである。また，何らかの理由によりデータを収集できなかった場合は**欠測値**となり，欠測値を含むデータは統計的に適切な方法で解析する必要がある。

2 値型データ

2 値型データは，抗悪性腫瘍剤における奏効または非奏効，炎症性腸疾患治療薬における寛解または非寛解のように，2 値変数で示すことのできるデータである。治療効果の大きさは，試験開始前に設定した条件などを達成した被験者の割合（例えば有効率）で評価する。

連続型データを特定のカットオフ値で二分し，2 値型データとして扱うこともできる。例えば，抗悪性腫瘍剤における奏効は，RECIST（Response Evaluation Criteria in Solid Tumors）ガイドラインに基づき標的病変の腫瘍縮小の大きさによって定義される。被験治療が特定の集団のみに効果を示すと期待される場合は，連続型データよりも

2値型データのほうが効果を検出しやすいかもしれない。なお，連続型データから2値型データへの変換は一般に情報の損失となるため，仮説検定の検出力の低下につながる可能性があることに留意すべきである。

2値型データも連続型データと同様に，その最終評価時点を決める必要がある。試験中の脱落や評価不能などの理由により最終評価時点で2値型データが欠測した場合の取り扱いルールを事前に定めておく必要がある。

時間イベント型データ

時間イベント型データは，起点となる時点（主として，被験治療の開始またはランダム化の時点）から評価対象とする事象（イベント）が生じるまでの時間データである。臨床試験の領域では，時間イベント型データを**生存時間データ**（survival data）と呼ぶこともある。

臨床試験では，試験期間中に被験者の転居などによりその後の追跡ができない，最終評価時点でイベントが発現していないなどの理由から，関心のあるイベントが発現するまでの正確な時間がわからない被験者が観察される。このような状況下の時間イベント型データは，イベントを起こしていない**打ち切りデータ**（censored data）と呼ばれる。打ち切りデータを除外して解析すると結果にバイアスが生じるため，時間イベント型データに適した統計解析法を用いなければならない。

時間イベント型データを主要評価項目とする臨床試験では，被験者に共通の最終評価時点を設定するのではなく，**登録期間**と**追跡期間**を設定する。

関心のあるイベントが検査に基づいて判定される場合，時間イベント型データは検査の実施間隔の影響を受けることに注意すべきである。例えば，がんの増悪をイベントとする場合，CTやMRIなどの画像検査を行わないかぎりイベントと判定されず，検査間隔が長いほど増悪までの期間は見かけ上長くなる。**図6.1**は，200例の被験者に

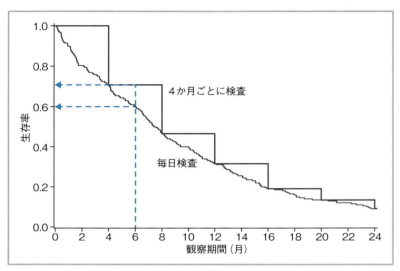

図 6.1 検査間隔が Kaplan-Meier 曲線に与える影響

対し，毎日検査をしてイベントを観察した場合と，4 か月ごとに検査をしてイベントを観察した場合の Kaplan-Meier（カプラン・マイヤー）曲線である（Kaplan-Meier 曲線については，7 章を参照されたい）。4 か月ごとに検査をする場合，生存率を評価する観察時点によっては，見かけ上は生存率が高くなることがわかる（6 か月時点生存率は，毎日：60.5%，4 か月ごと：71.0%）。臨床試験であれば，試験実施計画書で規定された検査間隔は群間で同じであるものの，いずれかの群で患者の容体変化などにより予定外の検査を頻回に実施すると，群間の検査間隔に違いが生じ，治療効果の推定にバイアスをもたらすことになる。

6.3　複合エンドポイント

臨床的に関心のあるイベントが複数存在する場合に，それらを組み合わせた**複合エンドポイント**（composite endpoint）を定義することが

ある。例えばがん領域では，死亡または増悪をイベントとして，いずれかのイベントが試験中に最初に起こるまでの時間と定義される無増悪生存期間（PFS）が頻用されている。

　複合エンドポイントを用いる場合は，試験期間中の累積イベント数が増え，関心のあるイベントが1つの場合と比べて情報量が多くなることから，必要被験者数を減らすことができる。また，特定のイベントに対する効果だけでなく，全般的な臨床効果を評価できる。しかし，各イベントの臨床的重要性が異なるときには，複合エンドポイントに基づく被験治療の評価結果の解釈には注意が必要である。例えば，PFS を評価する場合，多くの被験者は増悪を経て死亡に至ることが多いため，被験治療と対照治療の PFS の差への寄与は死亡よりも増悪のほうが大きくなる。被験治療の効果を正しく評価するためには，複合エンドポイントを構成するイベントごとの結果をあわせて確認することが重要であり，関心のあるイベントが多いほど，結果の解釈が困難になることに注意しなければならない。

6.4　代替エンドポイント

臨床的に最も関心のある**真のエンドポイント**（true endpoint）を測定することが実際的でない場合に，その代替として，真のエンドポイントに基づく治療効果の評価結果を予測できると期待される**代替エンドポイント**（surrogate endpoint）を用いることがある。例えば，心血管系疾患の発生に対する降圧や，がんによる死亡に対する腫瘍縮小などが挙げられる。

　代替エンドポイントには，その評価が比較的簡便かつ非侵襲的であること，短期間で評価できること，真のエンドポイントの結果を予測できること，生物学的な裏づけがあることなどが求められる。真のエンドポイントと相関性があるだけでは適切な代替エンドポイントとは言えない。理想的な代替エンドポイントの条件は，疾患に対して治療

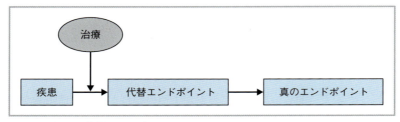

図 6.2 理想的な代替エンドポイント

を実施した場合に，代替エンドポイントの改善が真のエンドポイントの改善につながる唯一の経路であり，治療の影響がすべて代替エンドポイントを介して真のエンドポイントに伝わることである（図 6.2）。ただし，実務上，このことが正確に証明できるのはまれである。

6.5　患者報告アウトカム

被験者の症状や生活の質（quality of life：QOL）に関して，医師らが介在しない評価方法で，被験者自身が判定して測定されたアウトカムを**患者報告アウトカム**（patient-reported outcome：PRO）という。例えば，痛みや倦怠感などの自覚症状，歩行などの身体機能，認知機能などが PRO となる。ただし，被験者に症状などに関する印象を尋ねるだけの指標は PRO とは呼ばない。

　被験者の主観的評価から信頼できる結果を得るためには，質問内容の臨床的妥当性，質問の表現や順序，回答のしやすさ，回答を想起する期間，天井効果や床効果を考慮したスコアリングなどを考慮して PRO を作成する必要がある。主要評価項目として利用する際には，事前に妥当性と信頼性に関するバリデーションを実施すべきである。PRO を適切に測定するためには，試験関係者や被験者に対するトレーニングも重要である。

　PRO データには，被験者が医療機関で回答する質問票から収集さ

評価項目の設定　**6**章

れるデータと，自宅などにおいて毎日定められたタイミングで記入する被験者日誌から収集されるデータがある。そのデータ収集方法としては，紙媒体を用いる方法やタブレットなどを用いて電子的に収集する方法（electronic PRO：ePRO）がある。

7^章

統計解析法の選択

POINT

❶ 統計解析計画書は, 試験データを固定するまでに試験統計家が作成する。

❷ 経時データの統計解析には線形混合効果モデルが用いられ, その特別な形式であるmixed-effects model for repeated measures（MMRM）が頻用されている。

❸ 検定の多重性とは, 関心のある複数の仮説に対してそれぞれ有意水準 α の検定を行うと, 帰無仮説が正しいにもかかわらず, いずれかの検定で誤って帰無仮説を棄却してしまう確率が有意水準 α を超えてしまう現象のことである。

❹ 治療効果を評価するための解析対象集団は, intention-to-treat（ITT）の原則に基づいて設定する。

7.1 PICECAR の設定

臨床試験の計画を立てる際は, **PICO**（ピコ）の考えに基づき, 試験対象集団, 被験治療, 比較対照となる治療, 評価すべきアウトカムを最初に設定することが多い。

　　P（Patients）：試験の対象となる被験者集団

　　I（Intervention）：試験で評価する被験治療

C（Comparison）：被験治療の比較対照となる治療（対照治療）

O（Outcomes）：被験治療の効果を評価する結果変数

PICO は臨床試験の骨子を検討する際に大変役立つものであるが，臨床試験のエビデンスレベルを高めるためには PICO の設定だけでは不十分である。実際に臨床試験を計画してみるとよくわかるが，O（Outcomes）についてはより具体的な設定が必要となる。よって本書では，臨床試験の骨子を検討する時点から，O（Outcomes）をさらに細かく分解した **PICECAR**（ピセカー）を設定することを推奨する。計画の初期段階で PICECAR を検討することで，試験の実施可能性（例えば，サンプルサイズや試験期間など）もあわせて検討でき，大変役立つものと考える。

P（Patients）：試験の対象となる被験者集団

I（Intervention）：試験で評価する被験治療

C（Comparison）：被験治療の比較対照となる治療（対照治療）

E（Endpoint）：被験治療の効果を定量化する評価項目

C（Change）：設定した評価項目に期待する変化の大きさ

A（Analysis）：評価項目に対する統計解析法

R（Report）：報告する試験結果の内容・範囲

E（Endpoint）の設定

E（Endpoint）は，6 章で解説した被験治療の有効性と安全性を評価するための評価項目である。主要評価項目の設定はもちろんのこと，関心のある重要な副次的評価項目があれば，それらもあわせて検討しておくことが望ましい。また，サンプルサイズや試験期間は主要評価項目を適切に評価できるように設定するため，試験の規模感を把握するためにも主要評価項目は早期に決定しておくことが望ましい。主要評価項目の候補が複数ある場合は，サンプルサイズの計算結果などに基づき，より実施可能性の高いものを選択することもできる。

C（Change）の設定

C（Change）は，設定した評価項目に期待する変化の大きさ，つまり，被験治療に期待する効果の大きさである。具体的には，主要評価項目について，どの程度の変化が得られれば臨床的に意義があるかを検討することになる。C（Change）の設定をとおして評価項目のデータタイプ（連続型，2値型，時間イベント型など）も決まる。データタイプが決まれば，そのデータ収集に必要な試験期間が定まる。

E（Endpoint）とC（Change）が決まるとサンプルサイズを計算できる（サンプルサイズの計算については，8章を参照されたい）。また，試験期間とサンプルサイズがわかれば試験の実施可能性を検討できる。このように，PICECARを設定することで，試験のエビデンスレベルと実施可能性のバランスを考慮しながら最適な試験計画を検討できる。

A（Analysis）の設定

A（Analysis）では，主要評価項目に対する主要な統計解析法を指定する。本章では，評価項目のデータタイプ（連続型，2値型，時間イベント型）ごとに頻用されている統計解析法を紹介する。

R（Report）の設定

R（Report）は，試験終了後に報告する試験結果の内容と範囲である。臨床試験を計画する際，将来的な二次解析や二次研究のために，計画中の臨床試験には必ずしも必要ないデータも収集する場合がある。単施設で数十例を対象に実施する臨床試験であればこのようなことも可能だろうが，数年間にわたって実施する多施設共同臨床試験であれば，その必要性を慎重に検討する必要がある。収集すべきデータが多すぎると，欠測が発生しやすくデータの品質が低下し，さらにデータ収集にかかる負担の大きさから被験者登録そのものが見送られてしま

統計解析法の選択 **7**章

う可能性もある。

　治験を除けば，臨床試験で収集するデータは，E（Endpoint）と C（Change）に関するデータに限定したほうがよい場合も多い。例えば，試験結果を論文化することをふまえ，論文に載せる図表のサンプル（モックアップ）をあらかじめ作成し，それに必要なデータのみを収集することも一案である。こうすることで，試験関係者間で収集すべきデータを「見える化」でき，データの品質確保にも役立つ。

7.2　統計解析計画書の作成

A（Analysis）については，その詳細を記した統計解析計画書（SAP）を作成することが望ましい。通常，統計解析計画書は，試験データを固定するまでに当該試験を担当する生物統計家（試験統計家）が作成する。**データ固定**（DBL）とは，統計解析用データとして最終化し，それ以降はデータに一切の変更を加えないようにする措置のことである。二重盲検試験であれば，割付を明らかにする前に統計解析計画書を作成しなければならない。すべての臨床試験で統計解析計画書の作成が必要なわけではないが，検証的試験では作成が強く推奨される。論文投稿の際にジャーナル編集事務局から提出を求められることもあるため，改訂履歴を含めて適切に準備，管理する必要がある。なお，統計解析計画書の作成の有無にかかわらず，試験実施計画書には，評価項目，解析対象集団，主たる統計解析法などの一般的な統計的事項を記載しなければならない。

　統計解析計画書には，主要評価項目，副次的評価項目，探索的評価項目，その他のデータに対して実施予定のすべての統計解析の詳細を記述する。例えば，試験実施計画書に記述した統計的事項に加え，主要評価項目に対する**主要解析**の結果の頑健性を確認するために実施する**感度分析**，欠測データに対する対応，統計モデル等を用いた解析などの計画を詳述する。統計解析計画書に記載する統計解析計画に関し

69

ては，治験や特定臨床研究を含め国際的なルールはないものの，第三者が統計解析計画に関する疑念を抱かないように適切に記載すべきである。

7.3 統計解析法の選択

ここでは，被験治療と対照治療を比較する並行群間比較試験を前提に，評価項目が連続型データ，2値型データ，時間イベント型データの場合に用いられる代表的な主要解析をそれぞれ取り上げる。

連続型データの主要解析

共分散分析

評価項目が連続型データの場合，被験治療の効果の大きさはベースラインから最終評価時点までの変化量（または変化率）によって評価されることが多い。被験治療群と対照治療群の変化量を要約する際には，**図 7.1** のように，ベースライン（0 週）から最終評価時点（8 週）までの各群の評価項目の変化量の平均値と標準偏差を示すことが多い。8 週時点における 2 群間の平均値を比較する場合は Student（スチューデント）の *t* 検定（2 標本 *t* 検定）を用いることができるが，臨床試験ではほとんど利用されていない。なぜなら，主要評価項目に影響を与える予後因子について，ベースラインにおける群間の分布の不均衡を調整できないからである。

　通常，ランダム化を適切に実施すれば，2 群間で予後因子を含む被験者背景因子の分布は平均的に均等になるが，わずかなズレは生じる。統計解析においては，このズレを調整し，群間差の推定に係るバイアスを最小にし，精度を最大にすることが求められる。このズレを調整した調整平均値（最小二乗平均値）の差を評価する方法が，評価項目のベースライン値を**共変量**（covariate）とした**共分散分析**（analysis of covariance：ANCOVA）である。臨床試験におけるベースラ

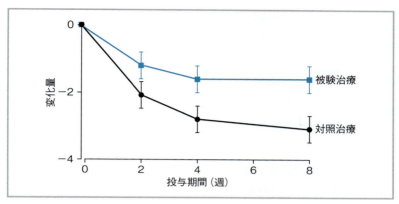

図 7.1 変化量の要約（平均値±標準偏差）

イン値を含む被験者背景因子の調整については，以下のような推奨事項が知られている。
- 評価項目に影響を及ぼすことが事前にわかっている予後因子は，主要解析において共変量として考慮する。
- 主要解析において調整する共変量の数は少数とする。
- 主要解析では割付治療群と共変量の交互作用は評価しない。
- 層別ランダム化を用いた場合は，主要解析において層別因子を共変量として考慮する。
- ランダム化後に測定される変数については，主要解析において共変量として考慮しない。

Last observation carried forward（LOCF）法

図 7.1 のデータに共分散分析を適用して 2 群間の 8 週時点の調整平均値の差を評価する際，8 週時点の評価項目のデータが欠測している被験者は解析から除外される。データが欠測している被験者を除外すると，計画していた目標被験者数を下回り，かつ 2 群間の被験者背景因子に不均衡が生じる可能性がある。これにより，検出力が低下し，調整平均値の差にバイアスが生じ，さらに検定結果の p 値の妥当性も

失われる。この問題を解決するために，慣例的に last observation carried forward（**LOCF**）**法**が利用されてきた。LOCF 法は，データが欠測した症例において，その最後に測定されたデータで最終時点のデータを補完する方法である。**図 7.1** の場合，例えば 5 週時点で脱落し，8 週時点のデータが欠測になった症例には，脱落直前の 4 週時点のデータを 8 週時点のデータとして共分散分析を適用する。

事例：ダパグリフロジンのプラセボ対照 RCT[1]

表 7.1 は，2 型糖尿病患者に対するダパグリフロジンの有効性および安全性を評価するプラセボ対照ランダム化対照試験（RCT）の主要解析の結果である。主要評価項目は，ヘモグロビン A1c（HbA1c）のベースラインから 24 週時点までの変化量である。LOCF 法を用いた共分散分析により，ダパグリフロジン 2.5 mg 群，5 mg 群，10 mg 群とプラセボ群の HbA1c 変化量の調整平均値がそれぞれ比較されている。すべての用量群において，プラセボ群との調整平均値の差に統

表 7.1 LOCF 法を用いた共分散分析の適用事例

HbA1c（%）	プラセボ群	ダパグリフロジン 2.5 mg 群	ダパグリフロジン 5 mg 群	ダパグリフロジン 10 mg 群
被験者数*	134	135	133	132
ベースライン，平均値（標準偏差）	8.11（0.96）	7.99（0.90）	8.17（0.96）	7.92（0.82）
24 週，平均値（標準偏差）	7.79（1.18）	7.34（0.93）	7.42（0.94）	7.13（0.94）
ベースラインからの変化量，調整平均値（95% 信頼区間）	−0.30（−0.44〜−0.16）	−0.67（−0.81〜−0.53）	−0.70（−0.85〜−0.56）	−0.84（−0.98〜−0.70）
p 値		0.0002[†]	<0.0001[†]	<0.0001[†]

* 24 週時点の値を有するランダム化された被験者数（LOCF 法）
† Dunnett 法（プラセボ群と比較），有意水準 0.019
文献 1 より作成

統計解析法の選択 **7**章

計学的有意差が認められた。なお，本試験では主要解析として各用量群とプラセボ群を比較しており，その3回の検定に対する多重比較法として Dunnett（ダネット）法が利用されている。

LOCF 法の問題点

LOCF 法を用いた共分散分析は，長いあいだ連続型データに対する主要解析として利用されてきたが，多くの場合，LOCF 法を用いた解析結果にはバイアスが生じることが知られている。LOCF 法は欠測メカニズム（欠測の発現確率が何に依存するか）が missing completely at random（**MCAR**）（後述）であり，かつ評価項目のデータが欠測直前の測定時点から最終評価時点まで一定であるという仮定のもとで妥当であるが，いずれの仮定も成立するとは考えにくい。

例えば，Visual Analogue Scale（VAS）や Numerical Rating Scale（NRS）を用いて疼痛（の変化量）を評価する臨床試験において，ある評価時点では一時的に疼痛が緩和していたものの次の評価時点までに症状が悪化し試験を脱落した場合，LOCF 法を用いると治療効果を過大評価してしまう。LOCF 法ではなく，ベースラインのデータを最終評価時点のデータとして利用する baseline observation carried forward（BOCF）法を用いれば，変化量はすべて 0 になるため，治療効果の過大評価は回避できる。しかし，この保守的な対応が適切というわけでもなく，また悪化して脱落したという情報を無視して治療効果を評価することに変わりはない。

Mixed-effects model for repeated measures（MMRM）

共分散分析は，ベースラインを除けば最終評価時点のデータしか用いていないが，臨床試験ではベースライン以降の複数時点でデータを収集していることが多い。**図 7.1** であれば，2 週，4 週時点のデータが存在しているため，2〜8 週時点のデータをすべて用いて治療効果を評価するほうが合理的である。このように，同一の被験者に対して評

価項目を経時的に測定したデータを**経時データ**（longitudinal data）と呼ぶ。経時データを解析する際は，被験者ごとにデータが繰り返し測定されていること，つまり，測定時点間のデータに相関があることを考慮しなければならない。

　臨床試験では，このような経時データに対して**線形混合効果モデル**（linear mixed-effects model）が用いられる。線形混合効果モデルは，集団に対する平均的な効果を示す**固定効果**（fixed effect）と個人ごとに異なる効果を示す**変量効果**（random effect）を混在させた統計モデルである。線形混合効果モデルは，経時データだけでなく，同一の対象に対して繰り返し測定されるデータ（repeated measures data）を解析する統計解析法である。

　経時データの主要解析では，線形混合効果モデルの特別な形式である mixed-effects model for repeated measures（**MMRM**）を用いて，測定時点ごとに被験治療群と対照治療群の評価項目の調整平均値の差を評価することが多い。治療効果に関する主要評価は，最終評価時点での治療群間の調整平均値の差に対する仮説検定に基づいて行う。MMRM は，LOCF 法を用いた共分散分析とは異なり，欠測データを補完せず利用可能なデータのみを用いる方法である。また，仮定するモデルが正しく，かつ欠測メカニズムが missing at random（**MAR**）（後述）の仮定のもとで妥当な方法となることが知られている。一般的な臨床試験では MAR の仮定が妥当と考えられる場面が多いことから，MMRM が主要解析として頻用されている。

　MMRM は，Student の t 検定や共分散分析のように単一の統計解析法を指すものではなく，線形混合効果モデルの特別な形式であるため，実際の適用においてはそのモデルに関する適用条件を試験実施計画書および統計解析計画書に明示しておく必要がある。具体的には，共変量，分散共分散構造，自由度の調整方法などである。通常，MMRM の統計モデルには，カテゴリカル変数の固定効果として治療群，測定時点（評価時点），治療群と測定時点の交互作用，連続変数

統計解析法の選択 **7**章

の固定効果としてベースライン値（およびベースライン値と測定時点の交互作用）を共変量に含めることが多い。その他の固定効果（例えばランダム化に用いた層別因子）や変量効果を含める場合は，その変数を明示しなければならない。分散共分散構造には**無構造**（unstructured）を用いるが，パラメータの推定が収束しない場合に備え，次に仮定する分散共分散構造を2〜3つ〔例えば，Toeplitz（トープリッツ）や autoregressive(1) など〕明示しておくべきである。自由度の推定には Kenward-Roger（ケンワード・ロジャー）法などを用いる。

事例：高用量メチルコバラミンのプラセボ対照 RCT[2)]

表 7.2 は，筋萎縮性側索硬化症（ALS）患者に対する高用量メチルコバラミンの有効性および安全性を評価するプラセボ対照 RCT の主要解析の結果である。本試験は，観察期，治療期，継続投与期の3期に分かれており，観察期（12週間）では適格性の判定や疾患進行に関する検査などを行い，その後に続く治療期（16週間）への移行の可否を判断することとされた。主要評価項目は，治療期の ALS Functional Rating Scale-Revised（ALSFRS-R）の変化量である。主要解析である MMRM の統計モデルには，固定効果として割付治療群，評価時点，割付治療群と評価時点の交互作用，5つの割付調整因子〔疾患タイプ，観察期終了時点の ALS の重症度，発症から観察

表 7.2 MMRM の適用事例

ALSFRS-R の ベースライン からの変化量	平均値（標準誤差）		差（95%信頼区間）	p 値
	プラセボ群 （64 例）	メチルコバラミン群 （65 例）		
4 週	−1.19（0.35）	−0.20（0.36）	0.99（0.34〜1.65）	0.003
8 週	−2.33（0.43）	−1.34（0.44）	0.99（0.04〜1.95）	0.04
16 週 （主要評価時点）	−4.63（0.60）	−2.66（0.61）	1.97（0.44〜3.50）	0.01
文献 2 より作成				

期開始までの期間，観察期終了時点の努力性肺活量（%FVC），エダラボンの治療歴］，ALSFRS-R のベースライン値，変量効果として被験者を含めている。分散共分散構造は，無構造を最初に仮定するが，パラメータの推定が収束しなかった場合は，heterogeneous Toeplitz，heterogeneous autoregressive(1)，heterogeneous compound symmetry，Toeplitz，spatial power，autoregressive(1)，compound symmetry を用いることとされた。MMRM の結果，主要評価項目である ALSFRS-R の治療期の変化量について，高用量メチルコバラミン群とプラセボ群の調整平均値の差は統計学的に有意であった。

■ 欠測値を伴う経時データの統計解析

欠測値を伴う経時データに対する統計解析法は，その欠測パターンと欠測メカニズムを考慮して適切に選択する必要がある。

　欠測パターンには，**単調な欠測**（monotone missing）と**非単調な欠測**（non-monotone missing）がある。単調な欠測パターンとは，脱落のように，ある評価時点で一度欠測になれば，その後の観察でも欠測状態が続くパターンである。非単調な欠測パターンとは，複数ある評価時点においてある評価時点だけ来院できなかったときのように，ある評価時点で欠測が発生したのちに少なくとも 1 回以上データが測定されているパターンのことで，**間欠的な欠測**（intermittent missing）とも呼ばれる。臨床試験ではいずれの欠測パターンも観察されるが，単調な欠測パターンのみに適用可能な欠測データ解析法もある。そのため，非単調な欠測パターンが単調な欠測パターンとなるように，必要な部分だけ欠測補完を行う場合がある。

　欠測メカニズムには，MCAR や MAR に加え，missing not at random（**MNAR**）もある。いずれも統計学的に定義されるものであるが，その概念は次のように考えるとわかりやすい。

MCAR：転居に伴う脱落など，評価項目の結果や有害事象の発現などとは完全に無関係な理由で生じたことが説明できる欠測。
MAR：原疾患の悪化や有効性の欠如など，評価項目の結果や有害事象の発現などと関係し得る理由による欠測で，かつ欠測理由を説明できるデータが十分に存在する場合の欠測。
MNAR：評価項目の結果や有害事象の発現などと関係し得る理由による欠測で，かつ被験者が来院しなかったために欠測となった理由を特定できない場合の欠測。もしくは欠測が発生した時点で，欠測理由を説明できる十分なデータが得られていない場合の欠測（言い換えると，MCAR および MAR のいずれの状況でもない場合）。

　欠測メカニズムは被験者ごとに異なる。欠測を伴う全被験者の欠測メカニズムが MCAR であれば，解析対象集団の欠測メカニズムも MCAR となるが，1人でも MAR（または MNAR）であれば解析対象集団の欠測メカニズムは MAR（または MNAR）となる。解析対象集団の欠測メカニズムが MCAR であれば，欠測例を除外して標準的な統計解析法を適用しても欠測に起因するバイアスは生じないが，目標被験者数よりも少ない症例数で主要解析を実施することになるため検出力が低下する。また，通常，欠測を伴う全被験者の欠測メカニズムが MCAR であるとは考えにくく，MAR または MNAR の被験者が混在していると考えるほうが自然である。

　一般に，多くの欠測データ解析法は，MAR または MNAR を仮定して開発されている。MAR の仮定のもとでの代表的な方法は，MMRM 等の尤度に基づく方法や**多重代入法**（multiple imputation）などである。MNAR の仮定のもとでの代表的な方法は，**選択モデル**（selection model）や**パターン混合モデル**（pattern-mixture model）などである。よって，適切な統計解析法を選択するためには欠測メカニズムが MAR と MNAR のいずれであるかを判定する必要がある。しかし，観察されたデータから MAR か MNAR かを判定することは

できない。通常，MNAR を仮定した方法よりも MAR を仮定した方法のほうが欠測に関する検討事項が少なく，適用も容易である。実務上は，MNAR が生じないように試験を計画・実施し，さらに中止理由などの情報を収集し，欠測メカニズムを MAR の仮定に近づけることが推奨される。

多重代入法

多重代入法の手順は次のとおりである。

① 試験で観察されたデータから欠測値に代入する補完値を統計的に推定し，欠測値を補完した疑似的な完全データセットを生成する。
② 補完値の推定に係る不確実性を考慮するため，①を繰り返して疑似的な完全データセットを複数個用意し，それぞれの完全データセットにおける治療効果を推定する。
③ それぞれの治療効果の推定値を統計的に統合したものを解析結果とする。

　多重代入法は，共変量の欠測を補完することも，非単調な欠測パターンを補完して単調な欠測パターンのデータに変換させることも可能である。多重代入法については，対照群のデータ（主としてプラセボ群）を用いて被験薬群の被験者の欠測データを補完する方法（controlled imputation）など，さまざまな拡張法が提案されている。

2値型データの主要解析

有効率の差の検定

評価項目が2値型データの場合，被験治療の効果の大きさは，割合の差（リスク差），割合の比（リスク比），オッズ比のいずれかで評価される。臨床試験では，有効の判定基準を満たした被験者の割合の差（有効率の差）を用いることが多い。被験治療と対照治療の有効率の差に対する仮説検定には，**Pearson**（ピアソン）**のカイ二乗**（χ^2）**検定**，

Fisher（フィッシャー）の正確確率検定，Cochran–Mantel–Haenszel（コクラン・マンテル・ヘンツェル）（**CMH**）**検定**などが用いられる。

　2値型データの解析では，予後因子を層別因子として調整するCMH検定を主要解析として用いることが多い。CMH検定は，予後因子（カテゴリカル変数）で構成される層間で治療効果が共通であると仮定し，各層における治療効果を併合する**層別解析**（stratified analysis）に基づく方法である。CMH検定では，各層のオッズ比が共通であると仮定して，この共通オッズ比が1であるという帰無仮説に対して検定を行う。また，共通オッズ比だけでなく，共通リスク差，共通リスク比を求めることもできる。なお層別解析は，層ごとに解析を行う部分集団解析（subgroup analysis）とは異なることに注意されたい。

事例：ベドリズマブのプラセボ対照 RCT[3]

表7.3 は，潰瘍性大腸炎患者に対するベドリズマブの有効性および安全性を評価するプラセボ対照 RCT の，導入期の主要評価項目である6週時点の改善率に対する主要解析の結果である。CMH検定の層別因子は，経口ステイロイドの使用の有無，抗体前治療歴または免疫調整剤の使用の有無である。ベドリズマブ群とプラセボ群の改善率の差は21.7%であり，統計学的に有意な群間差が認められている。

表7.3 CMH 検定の適用事例

割付治療群	被験者数	改善例数	改善率	改善率の差	95%信頼区間	p 値
ベドリズマブ	225	106	0.471	0.217	0.116〜0.317	＜0.0001
プラセボ	149	38	0.255			
文献3より作成						

単群試験における正確検定

有効率を主要評価項目とした単群試験では，必要被験者数を計算するために，**期待有効率**と**閾値有効率**を設定する。期待有効率は被験治療に期待される有効率，閾値有効率はこの値以下であれば被験治療に臨床的意義がないと判断する境界値である。

　このような試験では，被験治療の効果は，有効率の推定値と **Clopper-Pearson**（クロッパー・ピアソン）**法**に基づく信頼区間により評価することが多い。Clopper-Pearson 法は，二項分布に基づく検定によって帰無仮説が棄却されない区間を信頼区間として構成する方法であり，有効率が 0 または 1 の近傍を示す場合にも被覆確率（真の値を含む確率）を適切に保持できる方法である。通常，Clopper-Pearson 法に基づく有効率の信頼区間の下限が事前に設定した閾値有効率を超えていれば，被験治療の効果が認められたと判定する。

順序カテゴリカルデータに対する解析

評価項目が有効率のように 2 値型データではなく 3 値以上（例えば，改善，不変，悪化）であり，かつ順序性をもつカテゴリカルデータである場合，被験治療群と対照治療群の効果の差は **Wilcoxon**（ウィルコクソン）**の順位和検定**〔または **Mann-Whitney**（マン・ホイットニー）**の *U* 検定**〕や **van Elteren**（バン・エルテレン）**検定**を用いて評価する。Wilcoxon の順位和検定は，ノンパラメトリック検定の一種であり，2 群間の分布の位置が異なるかを評価する。van Elteren 検定は，予後因子で構成される各層に対して Wilcoxon の順位和検定を適用し，その結果を併合する層別解析に基づく方法である。

　3 値以上のカテゴリカルデータの場合，比例オッズモデル解析（ロジスティック回帰分析の特殊な形式）を用いて，より良好なカテゴリに属する確率（オッズ）を群間で比較することもできる。

統計解析法の選択 7

表 7.4 比例オッズモデル解析の適用事例

順序カテゴリ	レムデシビル群（541 例）		プラセボ群（521 例）	
	被験者数	割合（%）	被験者数	割合（%）
1：退院，活動制限なし	157	29.0	115	22.1
2：退院，活動制限および/または在宅酸素療法あり	117	21.6	102	19.6
3：治療が不要な入院	14	2.6	8	1.5
4：治療が必要な入院，酸素吸入なし	38	7.0	33	6.3
5：酸素吸入が必要な入院	58	10.7	60	11.5
6：非侵襲的換気または高流量酸素療法が必要な入院	28	5.2	24	4.6
7：侵襲的人工呼吸器または ECMO 管理が必要な入院	95	17.6	121	23.2
8：死亡	34	6.3	58	11.1
オッズ比（95%信頼区間）	1.5（1.2〜1.9）			
文献 4 より作成				

事例：レムデシビルのプラセボ対照 RCT[4]

表 7.4 は，新型コロナウイルス感染症（COVID-19）患者に対するレムデシビルの有効性および安全性を評価するプラセボ対照 RCT における 8 つの順序カテゴリデータに対する主要解析の結果である。比例オッズモデル解析の結果，レムデシビルはプラセボに比べ，カテゴリが改善するオッズが 1.5 倍（95% 信頼区間 1.2〜1.9）であることが示された。

時間イベント型データの主要解析

時間イベント型データ

評価項目が時間イベント型データの場合，被験治療の効果の大きさは，中央値やイベント発生率で要約され，ハザード比（hazard ratio）で評価される。時間イベント型データを解析する際には，時間の起点

81

とイベントを定義しなければならない。RCT の場合はランダム化の時点を起点とする。関心のあるイベントは複数用意してもよい。例えば抗悪性腫瘍剤の臨床試験では，増悪および死亡を関心のあるイベントとする無増悪生存期間（PFS）が頻用されている。ALS 治療薬の臨床試験では，ALSFRS-R の点数が事前に規定した点数以上に低下すること，および死亡を関心のあるイベントとする評価項目が利用されている。このように，関心のあるイベントを複数用意することで被験治療の効果を総合的に評価できる。

　時間イベント型データは，試験期間が長くなるにつれて途中で脱落する被験者が増加する。また，試験終了時までイベントを起こさなかった被験者も存在するだろう。このように，イベントを起こさずに観察を終了する被験者が存在するため，時間イベント型データの分布はその平均を中心とした左右対称の分布にはならず，データが正規分布に従うことを前提としたデータの要約や統計解析法を適用することは適切ではない。

■ 生存関数

時間イベント型データは，**生存関数**（survival function）を用いて要約する。生存関数は，特定の時点までイベントが発生しない確率の関数である。図 7.2 は生存関数の例である。追跡期間が 0（試験開始時）のとき，全例がイベント未発生であることから生存率は 1.0 であり，試験開始後にイベントが発生すると生存率は 0 に近づいていく。この生存関数に基づき，関心のある時点の生存率や生存期間の中央値（median survival time：MST）（生存率 0.5 に対応する生存期間）が時間イベント型データの要約指標として用いられている。図 7.2 の場合，1 年生存率は 0.315，生存期間の中央値は 7.4 か月である。

　生存関数を推定するときは，試験期間中にイベントを起こさなかった被験者のデータの取り扱いに注意しなければならない。ある被験者が関心のあるイベントを起こさずに試験を終了した場合，その被験者

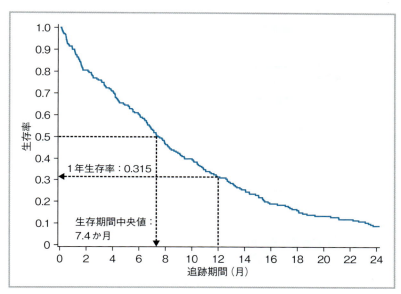

図 7.2 生存関数

の時間イベント型データは打ち切りデータとなる。

臨床試験では，関心のあるイベントと関連しない**無情報打ち切り**が生じる。例えば，試験期間が3年，被験者あたりの最大追跡期間が2年の臨床試験を考える（図7.3）。被験者Aは，試験開始から1年後に転居し追跡不能になったため1年時点で打ち切りとなる。被験者Bは，最大追跡期間である2年が経過したため2年時点で打ち切りとなる。被験者Cは，試験開始1.5年後に参加し，イベントが発生せずに1.5年が経過し，試験期間である3年に到達したため追跡期間1.5年時点で打ち切りとなる。これらの打ち切りはイベントとは関連しないため，無情報打ち切りとなる。また，打ち切り例を除外する，もしくは打ち切り時点でイベントが発生したものとして扱うと，治療効果の推定にバイアスが生じるため，打ち切りを考慮した統計解析が必要となる。

他方で**情報打ち切り**は，関心のあるイベントと関連する打ち切りで

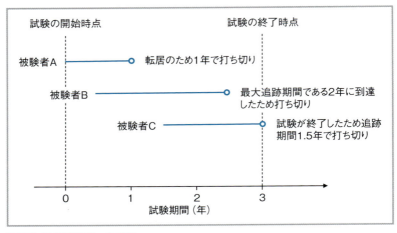

図 7.3 打ち切りデータの例

ある。例えば，抗悪性腫瘍剤の臨床試験で死亡までの期間（全生存期間）を評価する場合，一般にがんの増悪と死亡は関連するため，増悪により試験を中止した被験者は増悪時点で情報打ち切りとなる。時間イベント型データを定義する場合，情報打ち切りが発生しないようにすることが多い。つまり，情報打ち切りとなるイベントも関心のあるイベントに含め，いずれかのイベントが発生するまでの時間を評価する。増悪と死亡をイベントとした PFS はその例のひとつである。

Kaplan–Meier 法による生存関数の推定

通常，打ち切りデータを考慮した生存関数の推定には，**Kaplan–Meier**（カプラン・マイヤー）**法**を用いる。Kaplan–Meier 法では，被験者の時間イベント型データを時間順に並べ替え，イベントが発生する累積確率を逐次的に計算して生存関数を推定する。

例えば，5 例の被験者（A, B, C, D, E）が臨床試験に参加し，被験者 A, B, C はそれぞれ 1, 2, 3 年時にイベントが発生し，被験者 D および E はそれぞれ 1.5, 2.5 年時に無情報打ち切りが発生した

とする。各被験者が試験に登録された時点（0年時点）では，全例にイベントが発生していないことから生存率は 1.0 となる。Kaplan-Meier 法では，イベントが発生した時点ごとに生存率を計算する。各時点での生存率は，当該時点においてイベントが発生する可能性がある被験者数（**リスク集合**）のうち，実際にイベントが発生した被験者数の割合を 1 から引いたものを当該時点までの生存率に掛け合わせることで得られる。上述のデータにおいては，1 年時点で被験者 A にイベントが発生したことから，1 年時点での生存率（1 年生存率）は，$1 - 1/5 = 0.8$ となる。次に 1.5 年時点で被験者 D に無情報打ち切りが発生している。打ち切り例はリスク集合から除外されるため，2 年時点で被験者 B にイベントが発生した際のリスク集合は，5 例から被験者 A と D を除いた 3 例となる。2 年時点での生存率は，直前の生存率との積で得られることから，$0.8 \times (1 - 1/3) = 0.533$ となる。同様の計算を繰り返すと，図 7.4 の Kaplan-Meier 曲線が得られる。

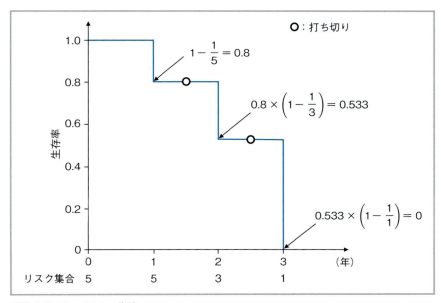

図 7.4 Kaplan-Meier 曲線

生存関数の比較

ログランク検定（log-rank test）は，イベントが発生した時点ごとに被験治療群と対照治療群の生存率の差を計算し，2 群間の生存関数の差を評価する検定である。つまり，ログランク検定は 2 群の生存関数が重なっているかを評価している。予後因子などの層別因子を考慮したい場合は，**層別ログランク検定**（stratified log-rank test）を用いる。ログランク検定のほかにも**一般化 Wilcoxon 検定**（generalized Wilcoxon test）がしばしば用いられる。一般に，ログランク検定は試験後期の生存率の差が大きい場合に検出力が高くなり，一般化 Wilcoxon 検定は試験初期の生存率の差が大きい場合に検出力が高くなる。インフルエンザなどの感染症の治療薬のプラセボ対照試験で罹病期間を主要評価項目とする場合，通常は試験初期に罹病率の差が大きくなることが多いため，一般化 Wilcoxon 検定が用いられる。

Cox 比例ハザードモデルによる治療効果の推定

ログランク検定や一般化 Wilcoxon 検定は，生存関数の差を評価する検定であり，試験期間をとおしての群間のイベントの起こりやすさ，つまり治療効果を定量的に評価することはできない。治療効果を推定する方法として，**Cox**（コックス）**比例ハザードモデル**（Cox proportional hazard model）が用いられる。Cox 比例ハザードモデルでは，イベントリスクの指標として**ハザード**（**瞬間死亡率**）を推定する。ハザードが大きいほどイベントが起こりやすいことを意味し，被験治療群の対照治療群に対する**ハザード比**を治療効果の要約指標とする。

　ハザード比を推定する際，Cox 比例ハザードモデルでは 2 群間のハザード比は時間によらず一定と仮定する。この仮定は**比例ハザード性**（proportional hazard assumption）と呼ばれる。比例ハザード性が成立しないとハザード比の解釈は困難になる。例えば，被験治療群と対照治療群の生存関数が交差している場合は比例ハザード性が成立しておらず，ハザード比に妥当な解釈を与えられなくなる。比例ハ

ザード性の成立を確認する簡便な方法は，生存関数に関する二重対数プロットを用いる方法である．被験治療群と対照治療群の生存関数の二重対数プロットの差が時点によらず一定であれば，比例ハザード性が成立していることが示唆される．ほかにも**スケール化 Schoenfeld（シェーンフェルド）残差**を用いる方法などがある．

事例：扁平上皮非小細胞肺癌患者を対象としたニボルマブとドセタキセルの非盲検 RCT[5]

図 7.5 は，扁平上皮非小細胞肺癌患者を対象にニボルマブのドセタキセルに対する優越性を検証することを目的とした非盲検 RCT の全生存期間に関する統計解析の結果である．ニボルマブ群とドセタキセル群の生存期間中央値は 9.2 か月と 6.0 か月であった．パクリタキセルによる前治療の有無および地域を層とした層別ログランク検定の p 値は < 0.001 であり，Cox 比例ハザードモデルにより推定したハザー

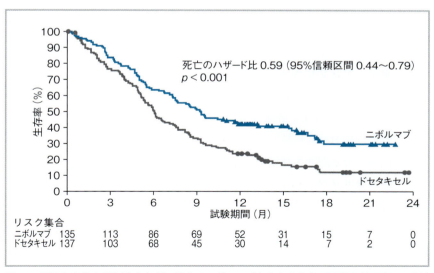

図 7.5 扁平上皮非小細胞肺癌患者に対するニボルマブとドセタキセルの非盲検 RCT の成績
（文献 5 より作成）

ド比は 0.59 であった。ニボルマブはドセタキセルよりも死亡のリスクを 41% 減少させることが示された。

■ 競合リスクイベントを伴うデータ解析

関心のあるイベント A が，イベント B の発生に伴い観察できなくなる場合，イベント B はイベント A に対する**競合リスクイベント**（competing risk event）となる。例えばがんによる死亡に関心がある場合，ほかの原因で死亡してしまうとがんによる死亡は観察できなくなる。この場合，ほかの原因による死亡はがんによる死亡の競合リスクイベントとなるが，がんによる死亡をイベント，ほかの原因による死亡を打ち切りとして，Kaplan–Meier 法により生存関数を推定するとバイアスが生じる。

　競合リスクイベントを伴う時間イベント型データに対しては，**累積発生関数**（cumulative incidence function）を用いて生存関数を推定する。累積発生関数の比較には **Gray**（グレイ）**検定**，関心のあるイベントに関する（部分分布）ハザード比の推定には **Fine**（ファイン）**& Gray モデル**を用いる。

事例：エンソビベップのプラセボ対照 RCT[6]

図 7.6 は，入院中の COVID-19 患者に対するエンソビベップの有効性および安全性を評価するプラセボ対照 RCT における，各群の 90 日以内における持続的な回復までの期間の累積発生関数である。この回復までの期間の評価では，死亡が競合リスクイベントとなる。死亡を競合リスクイベントとした Fine & Gray モデルにより推定された部分分布ハザード比（95% 信頼区間）は 1.06（0.88〜1.28）であり，エンソビベップの持続的回復効果は認められなかった。

7章 統計解析法の選択

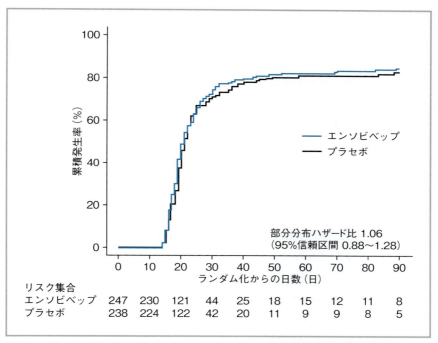

図 7.6 入院中の COVID-19 患者に対するエンソビベップのプラセボ対照 RCT の成績
（文献 6 より作成）

■ 境界内平均生存時間

Cox 比例ハザードモデルは比例ハザード性が成立していることを前提とした統計解析法であるが，実際には比例ハザード性の成立が疑われる状況に遭遇することもある。

　免疫チェックポイント阻害剤は，免疫応答を誘導することで抗腫瘍効果を示すことから，免疫誘導が得られるまでには一定の期間を要する。免疫チェックポイント阻害剤とプラセボの RCT を実施すると，免疫チェックポイント阻害剤の投与開始から免疫誘導が得られるまでは，免疫チェックポイント阻害剤の効果が発現しないために 2 群の生存関数が重なり，免疫誘導が得られた一定期間後に生存関数に差が認められることがある。また，細胞障害性抗癌剤や分子標的薬を対照治

89

療として RCT を実施すると，これらの対照治療は免疫チェックポイント阻害剤の効果が認められない期間にも効果を示すため，2群の生存関数が試験初期に交差する場合もある。このような生存関数においては比例ハザード性が成立しないと考えられ，ログランク検定や Cox 比例ハザードモデルに代わる統計解析法が必要になる。

　比例ハザード性が成立しない場合の時間イベント型データの要約指標として，（試験開始前に定義した）境界時間までの生存関数の曲線下面積〔**境界内平均生存時間**（restricted mean survival time：**RMST**）〕を用いることができる。RMST は，境界時間までの時間イベント型データの平均値であり，境界時間を適切に定めることができればハザード比に代わる評価指標になる。他方で，境界時間によって治療効果が変わることにもなるため，臨床的に正当性のある境界時間を設定しなければならない。統計解析においては，RMST のための仮説検定，回帰モデル，サンプルサイズ設計なども可能であり，いくつかの標準的なソフトウェアで実装できる。

事例：非扁平上皮非小細胞肺癌患者を対象としたニボルマブとドセタキセルの非盲検 RCT[7]

図 7.7 は，非扁平上皮非小細胞肺癌患者を対象にニボルマブのドセタキセルに対する優越性を検証することを目的とした非盲検RCTの，全生存期間に関する Kaplan-Meier 曲線（図 7.7-A）と 24 か月時点を境界時間とした RMST（図 7.7-B）である。2群の Kaplan-Meier 曲線は約 6 か月を過ぎた時点で交差していることから，有意差は認められるものの比例ハザード性が成立していない可能性が高い。他方でニボルマブ群とドセタキセル群の 24 か月 RMST は，それぞれ 13.0 か月，11.3 か月で，24 か月の追跡期間内では，ニボルマブ群はドセタキセル群よりも平均生存時間が約 2 か月長いことが示された。

7章 統計解析法の選択

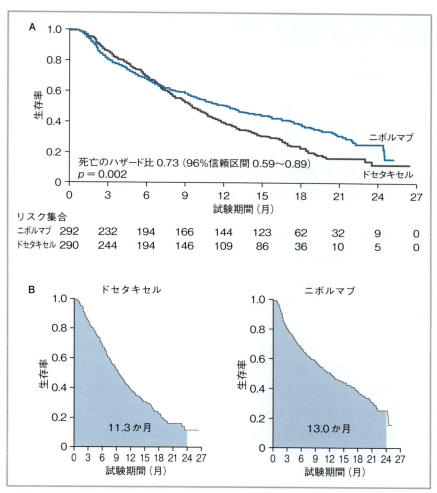

図 7.7 非扁平上皮非小細胞肺癌患者に対するニボルマブとドセタキセルの非盲検 RCT の成績
(文献 7, 8 より作成)

7.4 検定の多重性

臨床試験において，統計学的に検証したい仮説が複数ある場合，それぞれの仮説に対して有意水準 α の検定を行うと，帰無仮説が正しいにもかかわらず，いずれかの検定で誤って帰無仮説を棄却してしまう確率が試験全体で有意水準 α を超えてしまう。これを**検定の多重性**の問題という。

　例えば，被験治療とプラセボを比較する RCT で 2 つの主要評価項目を設定し，各主要評価項目についてそれぞれ両側有意水準 5% で検定を行い，いずれかの検定で有意差が認められた場合に被験治療の効果が検証されたと判定することを考える。この場合，両主要評価項目において被験治療とプラセボに差がなくても，いずれかの検定で有意差が認められる確率は，主要評価項目間に相関がないと仮定すると $1 - (1 - 0.05)^2 = 0.0975$ となり，試験全体の第 1 種の過誤確率が 5% を超えてしまう。つまり，試験目的の達成のために 2 回以上の検定を実施し，いずれかの検定で有意性が認められた場合に試験目的が達成されたと判定する試験では，Bonferroni（ボンフェローニ）法などを用いて，各検定の有意水準を小さくし，試験全体の第 1 種の過誤確率が 5% を超えないようにしなければならない。一方で，試験目的の達成に関する基準が和集合の形式でない場合には，検定の多重性を調整する必要はない。つまり，この例においても，2 つの主要評価項目に対する両方の検定で有意差が認められた場合のみ，被験治療の効果が検証されたと判定するのであれば，それぞれの検定を両側有意水準 5% で行えばよい。ただしこの場合，仮に片方の主要評価項目のみに有意差が認められたとしても，原則として被験治療の効果が検証されたとは判断しない。

　臨床試験では検定の多重性が生じる場面がいくつかある。複数の用量群とプラセボ群を比較するような多群比較試験では，推奨用量を選択するためにプラセボ群との比較を繰り返すことになる。いずれかの

用量群でプラセボ群に対する優越性が認められれば推奨用量を決定できることから，このような場合は多重性を調整することが多い。また，早期有効性中止を計画している臨床試験において，主要評価項目に対して1回の中間解析を実施する場合，試験全体では中間解析時と最終解析時に検定を行うことになる（中間解析については，10章を参照されたい）。中間解析時の検定結果が有意であれば試験を早期有効性中止し，有意でなければ最終解析で再度検定を行うことから，この場合も多重性の調整が必要になる。なお，複数の重要な副次的評価項目を設定し，これらの評価項目に対して実施される検定により生じる多重性を調整することもある。

　他方で，主要評価項目を複数の時点で評価し，評価時点ごとに被験治療群と対照治療群を比較する場合がある。この場合，被験治療の有効性の有無を判定するための仮説検定は，最終時点などの主要評価時点における群間差に対してのみ行われることから，試験目的の達成に関する検定は1回となり，多重性を調整する必要はない。また，部分集団ごとに主要解析と同様の検定法で被験治療群と対照治療群を比較する場合も，試験目的の達成には直接的に関係しない検定の繰り返しであるため多重性を調整する必要はない。

7.5　解析対象集団

臨床試験の選択・除外基準は，被験治療の使用が想定される主な集団を適切に反映できるように設定する。試験中には，被験治療または対照治療の不順守，有害事象に伴う休薬・減量，救済治療の実施などのさまざまなイベントが生じる。このようなイベントが生じた被験者のデータを統計解析の際に除外すると，ランダム化をとおして均等化された群間の被験者背景因子に不均衡が生じ，結果的に目標検出力を維持できなくなる，あるいは治療効果の推定値にバイアスが生じるなどの問題が生じる。よって，治療効果を評価するための**解析対象集団**に

は，原則として，選択・除外基準を満たし，ランダム化されたすべての被験者を含めなければならない。ランダム化されたすべての被験者を解析対象集団とする考え方は **intention-to-treat（ITT）の原則**と呼ばれる。1998年に医薬品規制調和国際会議（ICH）E9「臨床試験のための統計的原則」が整備されたことで，臨床試験ではITTの原則に基づく統計解析（以下，ITT解析）が主流になった。

ICH E9では，ITTの原則を次のように説明している。

治療に用いる治療方針により得られる効果は，実際に受けた試験治療ではなく，被験者を治療しようとする意図（予定した試験治療規定）に基づくことにより最もよく評価できる，ということを主張する原則

よって，ITT解析を行う場合，被験治療グループに割り付けられた被験者は，当該被験治療を順守したかにかかわらず，そのまま追跡，評価，解析されることが推奨される。例えば，割付治療とは異なる治療が実施された場合でも，その割付治療群に属するものとして解析する。ITT解析に基づく治療効果は過小評価される可能性があることが知られているものの，被験治療の順守状況や他の治療への変更などを含めた治療方針に対する効果と解釈することができる。実臨床でもこれらのイベントは起こり得るため，ITT解析に基づく被験治療の効果は臨床的に関心のある治療効果のひとつとなる。

他方で，主要評価項目の主要解析としてITT解析を計画する場合，被験治療が中止され別の治療が開始された場合でも，試験期間中はその被験者を追跡しデータを収集し続けることが必要となるが，追跡が困難な場合もしばしばある。また試験終了後に，重要な選択・除外基準を満たしていないことが明らかとなる被験者が確認される場合もある。ICH E9は，このような試験運用上の課題を考慮し，ランダム化されたすべての被験者集団から除くべき理由がある被験者を除外した**最大の解析対象集団**（full analysis set：FAS）を定義している。ITT解析の集団から除外できる被験者は，例えば，主要な選択・除

外基準を満たしていない被験者，割付治療を1回も受けていない被験者，ランダム化後のデータがない被験者などである。特に，主な選択・除外基準を満たしていない被験者を除外する際は，次の4つの条件を満たしている必要がある。

① 選択・除外基準はランダム化を行う前に評価されていること。
② 除外の対象となる選択・除外基準違反の判断が完全に客観的になされていること。
③ 選択・除外基準違反についてすべての被験者が同様の綿密さで調べられていること。
④ 特定の選択・除外基準違反が発見された場合は，それに該当するすべての被験者が除外されること。

なお，ITT解析の集団から一部の被験者を除外した集団は，**修正ITT集団**（modified ITT population）と呼ばれることもある。

　FASや修正ITT集団からさらに被験者を除外する場合は，その被験者の除外に伴い生じ得るバイアスについて慎重に検討する必要がある。ICH E9は，FASのうち次の基準を満たす被験者集団を**プロトコルに適合した対象集団**（per protocol set：PPS）と定義している。

① 事前に定められた最低限の試験治療規定を完了していること。
② 主要評価項目の測定値が利用可能であること。
③ 選択・除外基準違反などの重大な試験実施計画書違反がないこと。

　PPSはランダム化後または割付治療開始後に観察されるイベントに基づき定義されることから，これらのイベントが割付治療と関連していると，PPSにおける群間の被験者背景因子が不均衡となり，比較可能性が確保されず，統計解析の結果の妥当性が失われる可能性がある。PPSに基づく統計解析は，主として，試験実施計画書違反などが治療効果の大きさに与える影響を評価する補足的解析（supplementary analysis）として実施される。

通常，FAS や修正 ITT 集団を用いると治療効果の群間差は小さくなるため，優越性試験ではこれらの解析対象集団を主要解析に用いることは保守的な対応となる。しかし，非劣性試験では必ずしもそうではない。非劣性試験の主要解析では PPS を解析対象集団とする考え方もあるが，試験期間が長い試験では中止・脱落などが多くなり，上述の問題が生じることに注意しなければならない。

7.6　Estimand

被験薬の治療効果を明確に定義するためには，対象集団，割付治療の内容，評価項目などに加え，割付治療開始後に発現する**中間事象**（intercurrent event）の取り扱いにも注意する必要がある。2024 年 6 月，日本においても，ICH E9（R1）『「臨床試験のための統計的原則」の補遺について』が通知された。ICH E9（R1）では，臨床試験の目的を達成するために，中間事象を考慮した明確な **estimand**（エスティマンド）を設定して治療効果を定義することを推奨している。

ICH E9（R1）では，estimand を次のように定義している。

定められた臨床試験の目的によって提起される臨床的疑問を反映する治療効果の詳細な説明である。それは，比較されている異なる治療状況下で同じ患者の結果がどのようになるかを集団レベルで要約するものである。推定の対象は臨床試験の前に定義される。それが定義されれば，対象とする治療効果の信頼できる推定を可能にするための試験を計画することができる。

当該通知においては，estimand に対する日本語訳は与えられていないが，推定対象または推定目標として理解するのがよいかもしれない。

Estimand を考えるうえでは，その枠組みをとらえることからはじめるのがよい。**図 7.8** は，ICH E9（R1）で示されている図を一部改変したものである。estimand は，試験の目的が決定したのちに定義

される。estimandを適切に評価するために，主とする推定量と**感度分析**による推定量を用意し，臨床試験で収集されたデータに基づいてそれぞれの推定量に対する推定値を得る。なお，ICH E9（R1）では，特定の仮定に裏づけられる主とする推定量による推測について，同一のestimandを対象に，その仮定からの乖離に対する安定性の評価を目的として実施される一連の解析を感度分析としており，その他，試験のデータをより十分に評価し，治療効果を理解するために実施される**補足的解析**と区別している。

Estimandは，治療の状況，試験全体または解析における対象集団，各被験者に対して収集する変数（評価項目），中間事象，集団レベルの変数の要約の5つの要素から構成される。中間事象とは，割付治療開始後に発現し，変数（評価項目）の測定・評価を不可能にしてしまう事象や，変数（評価項目）を治療効果として解釈する際に影響を与

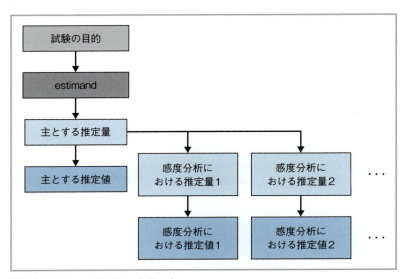

図7.8 Estimandのフレームワーク
〔ICH E9（R1）臨床試験のための統計的原則 補遺 臨床試験におけるestimandと感度分析より作成〕

える事象のことである。例えば，効果不十分または有害事象を原因とする被験治療の中止，代替治療の開始，救済治療の開始，治療法の変更などが中間事象となる。よって，治療効果を適切に評価するためには，各中間事象に対する対応方針を決めておく必要があり，この方針のことをICH E9（R1）では「**ストラテジー**」と呼んでいる。例示されている中間事象に対するストラテジーは次の5種類であり，中間事象ごとにストラテジーを検討する必要がある。

① 治療方針（treatment policy）ストラテジー
② 仮想（hypothetical）ストラテジー
③ 複合変数（composite variable）ストラテジー
④ 治療下（while-on-treatment）ストラテジー
⑤ 主要層（principal stratum）ストラテジー

　各ストラテジーの詳細については本書の範囲を超えるため，ここでは省略する。

●文献

1.　Bailey CJ, Gross JL, Pieters A, et al. Effect of dapagliflozin in patients with type 2 diabetes who have inadequate glycaemic control with metformin：a randomised, double-blind, placebo-controlled trial. Lancet 2010；375：2223-33.
PMID：20609968

2.　Oki R, Izumi Y, Fujita K, et al. Efficacy and safety of ultrahigh-dose methylcobalamin in early-stage amyotrophic lateral sclerosis：a randomized clinical trial. JAMA Neurol 2022；79：575-83.
PMID：35532908

3.　Feagan BG, Rutgeerts P, Sands BE, et al. Vedolizumab as induction and maintenance therapy for ulcerative colitis. N Engl J Med 2013；369：699-710.
PMID：23964932

4.　Beigel JH, Tomashek KM, Dodd LE, et al. Remdesivir for the treatment of Covid-19-final report. N Engl J Med 2020；383：1813-26.
PMID：32445440

5.　Brahmer J, Reckamp KL, Baas P, et al. Nivolumab versus docetaxel in advanced squamous-cell non-small-cell lung cancer. N Engl J Med 2015；373：123-35.
PMID：26028407

6.　Barkauskas C, Mylonakis E, Poulakou G, et al. Efficacy and safety of ensovibep for adults hospitalized with COVID-19：a randomized controlled trial. Ann Intern Med 2022；175：1266-74.
PMID：35939810

統計解析法の選択 **7**章

7. Uno H, Claggett B, Tian L, et al. Adding a new analytical procedure with clinical interpretation in the tool box of survival analysis. Ann Oncol 2018 ; 29 : 1092-4.
PMID：29617717

8. Borghaei H, Paz-Ares L, Horn L, et al. Nivolumab versus docetaxel in advanced nonsquamous non-small-cell lung cancer. N Engl J Med 2015 ; 373 : 1627-39.
PMID：26412456

8章

8　章

サンプルサイズ設計

POINT

❶ 仮説検定により被験治療の効果を評価する場合，使用する仮説検定の
検出力が十分に大きくなるように必要被験者数（サンプルサイズ）を
設定する。

❷ 2群ランダム化対照試験のサンプルサイズは，有意水準，目標検出力，
主要評価項目に関する被験治療と対照治療の群間差，主要評価項目の
種類に応じた情報の4つを指定することで1つの値に定まる。

❸ 通常，検証的試験では，両側有意水準を5%，目標検出力を80%以
上に設定する。

8.1　サンプルサイズ設計の必要性

医学研究におけるサンプルサイズ設計には，主として治療効果に関す
る推定精度（点推定値や信頼区間）を維持する方法と，仮説検定の**検
出力**を確保する方法がある。臨床試験では，仮説検定により被験治療
の効果を評価するため，検出力に基づく**サンプルサイズ設計**を行う。
被験治療の効果の証明に必要なサンプルサイズが不足していると，実
際には臨床的に意義のある治療効果があったとしても，「効果がある
とは言えない」と統計学的に判定されてしまう。一方でサンプルサイ
ズが過剰だと，臨床的に意義のない治療効果でも統計学的に有意と判

100

サンプルサイズ設計 **8**章

定してしまうこともある。よって，被験治療の効果を正しく評価するためには，主要評価項目に関する統計的仮説を必要な検出力で評価できるサンプルサイズを設定すべきである。

8.2　仮説検定と検出力

検出力に基づくサンプルサイズ設計を適切に行うためには，仮説検定と検出力の関係を理解する必要がある。

いま，有効率を主要評価項目とした単群臨床試験において，20例に被験治療を実施し，14例に有効性が認められたとする。有効率の点推定値は70%であるが，この結果から，被験治療の真の有効率は50%よりも大きいと言えるだろうか。仮説検定は，観察されたデータから関心のある仮説の真偽を調べる統計手法である。仮説検定では，試験開始前に**帰無仮説**と**対立仮説**（alternative hypothesis）を設定する。帰無仮説（H_0）はデータに基づき棄却したい仮説，対立仮説（H_1）は帰無仮説が棄却された際に採択する仮説である。上述の例における帰無仮説と対立仮説は，被験治療の真の有効率を π とすると，それぞれ H_0：$\pi = 0.5$，H_1：$\pi \neq 0.5$ となる。解釈のうえでは，H_1：$\pi > 0.5$ と設定するほうが自然であるが，ここでは仮説検定の原理をわかりやすく説明するために H_1：$\pi \neq 0.5$ としておく。

真の有効率が50%である治療を20例に実施したとき，常に有効例数が10例になるとはかぎらず，結果には不確実性が伴う。仮説検定ではこの不確実性を考慮し，帰無仮説と対立仮説のどちらを採択するかを考える。仮説検定では，通常，帰無仮説または対立仮説の採択に関する判定を **p 値**に基づいて行う。p 値の定義は少しわかりにくい。対立仮説を H_1：$\pi \neq 0.5$ と設定する場合，p 値は，帰無仮説のもとで，観察された有効例数が得られる確率，それよりも多い有効例数が得られる確率，観察された有効例数と同じ（出現）確率をもつ有効例数が少ないほうの確率，それよりも少ない有効例数が得られる確率の和と

101

表 8.1 真の有効率が 50% および 70% のときの各有効例数が認められる理論上の確率

有効例数	帰無仮説（有効率 50%）	対立仮説（有効率 70%）
0	0*	0*
1	0.00002	0*
2	0.00018	0*
3	0.00109	0*
4	0.00462	0.00001
5	0.01479	0.00004
6	0.03696	0.00022
7	0.07393	0.00102
8	0.12013	0.00386
9	0.16018	0.01201
10	0.17620	0.03082
11	0.16018	0.06537
12	0.12013	0.11440
13	0.07393	0.16426
14	0.03696	0.19164
15	0.01479	0.17886
16	0.00462	0.13042
17	0.00109	0.07160
18	0.00018	0.02785
19	0.00002	0.00684
20	0*	0.00080

＊ 実際の確率は 0 ではないが，かぎりなく 0 に近い値であるため 0 と表示している。

なる。この検定方式を**両側検定**（two-sided test）という。上述の例における仮説検定では，帰無仮説のもと，つまり真の有効率を 50%と仮定したもとで，有効例数が 14 例以上となる理論上の確率と，（14例と同確率の）6 例以下となる理論上の確率の和を計算する。**表 8.1**は，真の有効率を 50%と仮定したときに，各有効例数が認められる理論上の確率を示している。**表 8.1** に基づくと，真の有効率が 50%である場合に有効例数が 14 例以上となる理論上の確率および 6 例以

下となる理論上の確率はそれぞれ 0.058 であり，その和である 0.116 が両側 p 値となるが，11.6% の確率で起こる事象は偶然の範囲で起こり得る事象と言えるだろうか。臨床試験では，5% を基準値とし，帰無仮説のもとで 5% 以上の確率で起こる事象は偶然に起こり得る事象と判定する。この基準値は**有意水準**と呼ばれる。つまり，有意水準を 5% とした仮説検定の場合，20 例中 14 例に有効性が認められても，それは帰無仮説のもとでも偶然に起こり得る事象が実際に起こったと考え，被験治療の真の有効率が 50% より大きいとは判定できないことになる。他方で，20 例中 15 例に有効性が認められた場合，有効例数が 15 例以上または 5 例以下となる理論上の確率はそれぞれ 0.021 であり，両側 p 値は 0.042 となる。この場合，真の有効率 50% のもとでは約 4% の確率でしか起こらないことが実際に起きたと考え，帰無仮説ではなく対立仮説(H_1：$\pi \neq 0.5$)のもとで起きた事象と判定する。なお，設定した対立仮説が H_1：$\pi > 0.5$ であれば，14～20 例に対応する確率のみを足し合わせる**片側検定**（one-sided test）を実施することになり，片側 p 値は 0.058 となる。有意水準を 5% に設定するのであれば，片側検定のほうが有意になりやすいと考えられるが，臨床試験では片側検定の有意水準は 2.5%，両側検定の有意水準は 5% で実施することが原則であるため，片側検定でも両側検定でも有意性の有無は変わらない。また，被験治療の有効率が 50% でない場合に必ず H_1：$\pi > 0.5$ になるとはかぎらず，$\pi < 0.5$ となる可能性もあるため，実務上は，両側有意水準を 5% とした両側検定を実施する。

　上述の例において，両側検定を両側有意水準 5% のもとで実施する場合，帰無仮説が真であるにもかかわらず誤って帰無仮説が棄却される有効例数は 5 例以下または 15 例以上となり，その確率の総和は 4.1% となる。この確率を**第 1 種の過誤確率**という。なお，有効例数が 15 例のとき，Clopper-Pearson（クロッパー・ピアソン）法に基づく 95% 信頼区間を求めると 0.509～0.913 となり，信頼区間の下限が帰無仮説である 0.5 を超える。一部の例外はあるものの，通常，仮

説検定と信頼区間に基づく帰無仮説に対する判定結果には整合性がある。この例では，両側有意水準5％の両側検定で帰無仮説が棄却されれば，95％信頼区間の下限は0.5を超える。

　仮説検定を行うときは，帰無仮説のもとでの有効例数の確率を考えたが，サンプルサイズ設計を行うときには，対立仮説のもとでの有効例数の確率を考える。サンプルサイズの計算時には，対立仮説のもとでの期待される有効率を指定する必要がある。例えば，期待有効率を70％と仮定したとき，各有効例数が認められる確率は**表8.1**のとおりである。帰無仮説が棄却される有効例数である5例以下または15例以上になる確率は41.6％であり，この確率が検出力となる。つまり，検出力は，帰無仮説が誤っている（対立仮説が真である）場合に正しく帰無仮説を棄却できる確率となる。なお，対立仮説のもとで有効例数が6例以上または14例以下となる確率，つまり対立仮説が真であるにもかかわらず誤って帰無仮説を採択する確率は58.4％であり，これを**第2種の過誤確率**（type II error rate）という。被験者数が20例の場合，仮説検定の検出力は41.6％であり，帰無仮説を棄却するには検出力不足であることがわかる。検出力を上げるためには被験者数を増やす必要があり，被験者数が30例，40例，50例のときの検出力はそれぞれ58.9％，70.3％，78.2％となる。

　このように，検出力に基づくサンプルサイズ設計を行う場合には，まず主要評価項目を決め，その主要評価項目に関する帰無仮説と対立仮説をそれぞれ設定する必要がある。

8.3　サンプルサイズの計算

検出力に基づくサンプルサイズの計算方法は，試験デザインがランダム化対照試験（RCT）であるか単群試験であるか，主要評価項目が連続型データ，2値型データ，時間イベント型データのいずれであるか，主要解析にどの検定を用いるかなどによって異なる。ただし，サ

8章 サンプルサイズ設計

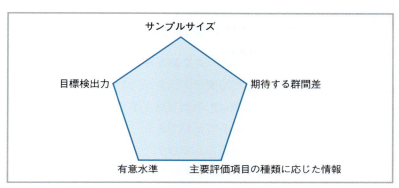

図 8.1 サンプルサイズ計算に必要な情報

ンプルサイズの計算原理は共通している部分が多く，その原理を知ることは試験計画を立案する際に大変役立つ。ここでは割付比が 1:1 の 2 群 RCT における，主要評価項目が連続型データ，2 値型データ，時間イベント型データである場合のサンプルサイズの計算方法の一例を取り上げる。現代ではさまざまなサンプルサイズの計算方法が提案されていることから，使用するソフトウェアで用いられている計算方法を確認してほしい。また，実務上実施することの多い主要評価項目が有効率である単群試験のサンプルサイズ設計も取り上げる。

通常，2 群 RCT のサンプルサイズは，有意水準，目標検出力，期待する群間差，主要評価項目の種類に応じた情報の 4 つを指定することで 1 つの値に定まる（図 8.1）。両側有意水準は 5％，目標検出力は 80％ または 90％ に設定することが多い。期待する群間差は，主要評価項目について期待される被験治療群と対照治療群の効果の差である。通常は，既存情報をふまえて臨床的に意義のある最小の差（minimal clinically important difference：MCID）よりも大きい値を設定する。主要評価項目の種類に応じた情報は，連続型データであれば標準偏差（または分散），2 値型データであれば対照治療群の期待反応率，時間イベント型データであれば試験の登録期間と追跡期間（または総試験期間）である。

105

連続型データのサンプルサイズ設計

主要評価項目が連続型データである場合，主要解析では，関心のある時点における2群の平均値を比較する。このような試験における1群あたりの必要被験者数は，両側有意水準を α，目標検出力を $1-\beta$ としたとき，式①で求めることができる。なお，式①は2群共通の分散が既知であることを前提としており，ソフトウェアによっては必ずしもこの計算式を用いているとはかぎらないことに注意する必要がある。

$$N = \frac{2(Z_{\alpha/2} + Z_{\beta})^2}{(\delta/\sigma)^2} \quad ①$$

N：1群あたりの必要被験者数

δ：期待される群間差

σ：2群共通の標準偏差

$Z_{\alpha/2}$：標準正規分布の上側 $100 \times \alpha/2$ %点

Z_{β}：標準正規分布の上側 $100 \times \beta$ %点

$Z_{\alpha/2}$（標準正規分布の上側 $100 \times \alpha/2$ %点）と Z_{β}（標準正規分布の上側 $100 \times \beta$ %点）は，両側有意水準と目標検出力が定まれば理論的に決まる定数である。よって，試験ごとに異なる値ではなく，両側有意水準と目標検出力が同じであれば常に同じ値となる。具体的には，$Z_{\alpha/2}$ は両側有意水準が $\alpha = 0.05$ のときに1.96，Z_{β} は目標検出力が $1-\beta = 0.8$ のときに0.84となり，式①の分子は15.68となる。式①の分母は δ（期待される群間差）と σ（2群共通の標準偏差）の比となり，δ/σ を**エフェクトサイズ**（effect size）と呼ぶ。例えば，$\alpha = 0.05$，$\beta = 0.2$，$\delta = 1$，$\sigma = 1$ と仮定すると，1群あたり15.68例となる。ただし，実務上は小数点第1位を切り上げて1群あたり16例，2群の合計32例が必要なサンプルサイズとなる。

サンプルサイズ設計 **8**章

表8.2 $\delta=1,\ 2,\ \sigma=1,\ 2,\ 3$ におけるサンプルサイズ
（両側有意水準：5%，目標検出力：80%）

δ	σ	δ/σ	1群あたりの必要被験者数	サンプルサイズ
1	1	1	16	32
1	2	0.5	63	126
1	3	0.33	142	284
2	1	2	4	8
2	2	1	16	32
2	3	0.67	36	72

　式①からは，両側有意水準と目標検出力が定まれば，サンプルサイズはエフェクトサイズの大きさによって決まることがわかる。エフェクトサイズが小さければサンプルサイズは大きくなり，エフェクトサイズが大きければサンプルサイズは小さくなる。また，エフェクトサイズが同じだとサンプルサイズも等しくなることがわかる。**表8.2**は，$\delta=1,\ 2,\ \sigma=1,\ 2,\ 3$ としたときのサンプルサイズを示したものである。**表8.2**からは，期待される群間差（δ）が同じ値のときに2群共通の標準偏差（σ）が2倍になればサンプルサイズは約4倍，σ が同じ値のときに δ が2倍になればサンプルサイズは約1/4になることがわかる。期待される群間差は，選択・除外基準が同じ過去の臨床試験やパイロット試験の成績を参考にすれば，おおむねの値を想定できる。これらの試験がない場合は，MCID を考慮して決定することになる。他方で標準偏差は，試験に登録される被験者集団に依存するため，その値を見積もることが難しい。さらに，脱落などによるデータの欠測は，群間差だけでなく標準偏差にも影響を与えるため，標準偏差がサンプルサイズ設計時に指定した値よりも大きくならないよう試験の質を保つことが重要である。

　なお，7章で述べたとおり，主要評価項目が連続型データである場合，主要解析に用いる統計解析法は mixed-effects model for repeat-

107

ed measures（MMRM）であることが多いが，実務上は，（最終評価時点の）2群の母平均の差を比較する検定手法に基づいたサンプルサイズ設計を行い，想定される欠測例数ぶんだけサンプルサイズを上乗せすることが多い。

2値型データのサンプルサイズ設計

主要評価項目が2値型データで示される有効率である場合，主要解析では関心のある時点における2群の有効率を比較する。主要解析に用いる統計解析法は主に割付因子を層とした Cochran–Mantel–Haenszel（コクラン・マンテル・ヘンツェル）(CMH) 検定であるが，サンプルサイズ設計では **2標本カイ二乗（χ^2）検定**に基づく方法を用いることが多い。

　2標本カイ二乗検定に基づく1群あたりの必要被験者数は，両側有意水準を α，目標検出力を $1-\beta$ としたとき，式②で求めることができる。

$$N = \frac{\left\{ Z_{\alpha/2}\sqrt{2\bar{p}(1-\bar{p})} + Z_{\beta}\sqrt{p_C(1-p_C) + p_T(1-p_T)} \right\}^2}{(p_T - p_C)^2} \quad ②$$

$$\text{ただし，} \quad \bar{p} = \frac{p_T + p_C}{2}$$

N：1群あたりの必要被験者数

p_T：被験治療群の期待有効率

p_C：対照治療群の期待有効率

$Z_{\alpha/2}$：標準正規分布の上側 $100 \times \alpha/2$％点

Z_{β}：標準正規分布の上側 $100 \times \beta$％点

有効率の場合，主要評価項目の種類に応じた情報は対照治療群の期待有効率である。

表 8.3 2 群の期待有効率の差を 10% に固定したときの期待有効率別のサンプルサイズ
（両側有意水準：5%，目標検出力：80%）

被験治療群の 期待有効率（%）	対照治療群の 期待有効率（%）	1 群あたりの 必要被験者数	サンプルサイズ
20	10	199	398
30	20	294	588
40	30	356	712
50	40	388	776
60	50	388	776
70	60	356	712
80	70	294	588
90	80	199	398

　表 8.3 は，2 群の期待有効率の差を 10% に固定したときの式②に
基づく期待有効率別のサンプルサイズである。両側有意水準は 5%，
目標検出力は 80% である。2 群間の期待有効率の差が同じであって
も，各群の期待有効率によってサンプルサイズが大きく異なることが
わかる。例えば，被験治療群と対照治療群の期待有効率が 20% と
10% のときのサンプルサイズは 398 例であるが，60% と 50% のとき
は 776 例であり，約 2 倍ものサンプルサイズが必要になる。よって，
主要評価項目を有効率とし，有効の定義に検討の余地がある場合に
は，その期待有効率が 50% 付近にならないように工夫したほうがよ
い場合もある。

時間イベント型データのサンプルサイズ設計

主要評価項目が時間イベント型データである場合，主要解析では 2 群
の生存関数を比較する。主要解析に用いる統計解析法は主に割付因子
を層とした層別ログランク検定であるが，サンプルサイズ設計は通常
のログランク検定に基づく方法を用いることが多い。
　ログランク検定に基づくサンプルサイズの設定方法はさまざま提案

されているが，ここでは **Lakatos**（ラカトシュ）**の方法**を紹介する。被験者の登録期間を R，追跡期間を F として，総試験期間 $R + F$ を $B + 1$ 個の区間 $\{t_0 = 0,\ t_1 = (R + F)/B,\ t_2 = 2\,(R + F)/B,\ \cdots,\ t_B = (R + F)\}$ に分割する。ここで，$B = (R + F)b$ として小区間数 b を定義する。生存時間の分布が指数分布に従うと仮定すると，両側有意水準を a，目標検出力を $1 - \beta$ としたとき，1 群あたりの必要被験者数は式③で求めることができる。

$$N = \left(\frac{Z_{a/2} + Z_\beta}{E} \right) \Big/ 2 \quad ③$$

ただし，

$$E = \frac{\sum_{i=0}^{B-1} D_i \left(\dfrac{\varphi_i \lambda_T / \lambda_C}{1 + \varphi_i \lambda_T / \lambda_C} - \dfrac{\varphi_i}{1 + \varphi_i} \right)}{\sqrt{\sum_{i=0}^{B-1} D_i \dfrac{\varphi_i}{(1 + \varphi_i)^2}}}$$

$$D_i = \frac{1}{b} \left(\lambda_T(t_i) N_T(i) + \lambda_C(t_i) N_C(i) \right),\ \varphi_i = \frac{N_T(i)}{N_C(i)}$$

$$N_T(1) = \frac{w}{1 + w},\ N_C(1) = \frac{1}{1 + w}$$

$$N_g(i + 1) = \begin{cases} N_g(i) \left\{ 1 - \dfrac{\lambda_g(t_i)}{b} \right\}, & t_i \leq F \\[2mm] N_g(i) \left\{ 1 - \dfrac{\lambda_g(t_i)}{b} - \dfrac{1}{b(F + R - t_i)} \right\}, & t_i > F \end{cases} \quad (g = T\ \text{or}\ C)$$

N：1 群あたりの必要被験者数

E：ログランク検定統計量の期待値

$Z_{a/2}$：標準正規分布の上側 $100 \times a/2$ ％点

Z_β：標準正規分布の上側 $100 \times \beta$ ％点

D_i：区間 t_i における 2 群合計期待イベント数

φ_i：区間 t_i の必要被験者数の比

$\lambda_T(t_i),\ \lambda_C(t_i)$：区間 t_i における被験治療群と対照治療群のハザード

$N_T(i)$，$N_C(i)$：区間 t_i における被験治療群と対照治療群の被験者数

w：割付比（被験治療群/対照治療群）

b：小区間数

F：追跡期間

R：登録期間

　ハザードは，生存時間分布が指数分布に従う場合，X（日，月または年）時点の生存率を S とすると，$-\dfrac{\log S}{X}$ で求めることができる。例えば，全生存期間を主要評価項目とし，被験治療群と対照治療群の期待2年生存率がそれぞれ40％と30％であると仮定する。この場合，被験治療群のハザードは $\lambda_T = -\dfrac{\log 0.4}{2} = 0.458$，対照治療群のハザードは $\lambda_C = -\dfrac{\log 0.3}{2} = 0.601$ となり，被験治療群の対照治療群に対する期待ハザード比は 0.762（＝ 0.458/0.601）となる。また，ハザードから生存期間中央値（MST）を求める場合，被験治療群では $-\dfrac{\log 0.5}{\mathrm{MST}_T} = 0.458$ を MST_T について解けばよく，$\mathrm{MST}_T = 1.51$ 年となる。対照治療群の生存時間中央値は $\mathrm{MST}_C = 1.15$ 年となる。登録期間2年，追跡期間2年の総試験期間4年の試験を実施する場合，1群あたりの必要被験者数は265例となる。なお，各情報を指定する際は，時間単位を日，月，年のいずれかに統一する必要がある。

　表8.4 は，被験者の登録期間と追跡期間をそれぞれ1，2，3年としたときの式③に基づくサンプルサイズである。同じ治療効果を仮定した場合でも，登録期間と追跡期間の違いによりサンプルサイズが異なることがわかる。

有効率を主要評価項目とした単群試験のサンプルサイズ設計

　有効率を主要評価項目とした単群試験では，主要解析として Clopper–Pearson 法を用いて有効率の95％信頼区間を推定し，その下限が閾値有効率を超えているかで被験治療の効果を評価する。このよう

表 8.4 登録期間，追跡期間別のサンプルサイズ
（両側有意水準：5%，目標検出力：80%）

登録期間 (年)	追跡期間 (年)	総試験期間 (年)	1 群あたりの 必要被験者数	サンプルサイズ
1	1	2	373	746
1	2	3	283	566
1	3	4	249	498
2	1	3	323	646
2	2	4	265	530
2	3	5	240	480
3	1	4	294	588
3	2	5	253	506
3	3	6	235	470

な単群試験のサンプルサイズ設計では，両側有意水準と目標検出力に加え，被験治療に関する閾値有効率と期待有効率を設定する。有効率を主要評価項目とした単群試験では，式①～③に示したようなサンプルサイズの計算式を明示的に表現することはできず，第 1 種の過誤確率と目標検出力を満たすサンプルサイズを逐次計算により探索することになる。このとき注意しなければならないことは，サンプルサイズと検出力の関係性である。例えば，両側有意水準 5% のもとで，閾値有効率を 5%，期待有効率を 30% と設定した場合のサンプルサイズと検出力は，図 8.2 に示すような鋸型の関係となる。つまり，あるサンプルサイズで目標検出力を超えていたとしても，それよりも数例多いサンプルサイズでは目標検出力を下回る場合もある。よって，そのサンプルサイズ以上であれば必ず目標検出力を上回ることが保証される最小のサンプルサイズを探し出す必要がある。本邦では，2 値型エンドポイントを主要評価項目とした単群試験を実施する機会が非常に多いことから，参考として，両側有意水準 5% のもとで検出力 80%（または 90%）以上を保証する必要最小サンプルサイズを表 8.5 に示す。

8章 サンプルサイズ設計

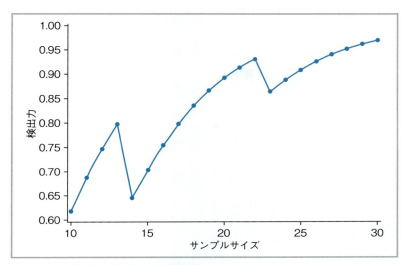

図 8.2 サンプルサイズと検出力の関係

表 8.5 2値型エンドポイントを主要評価項目とした単群試験の必要最小サンプルサイズ（両側有意水準 5%）

検出力 80%

閾値有効率 (%)	期待有効率 (%)																	
	10	15	20	25	30	35	40	45	50	55	60	65	70	75	80	85	90	95
5	234	75	39	26	18	15	10	9	8	7	4	4	4	3	3	3	2	2
10	–	362	111	53	33	25	19	14	10	9	8	6	5	5	4	4	4	2
15	–	–	475	136	66	41	27	19	15	11	10	7	7	6	6	4	4	2
20	–	–	–	578	155	78	44	31	24	17	14	11	8	8	6	5	5	3
25	–	–	–	–	652	174	84	48	32	23	17	13	12	9	9	7	5	3
30	–	–	–	–	–	713	194	88	54	35	25	18	15	11	10	8	6	6
35	–	–	–	–	–	–	763	199	94	52	34	26	18	14	13	9	6	6
40	–	–	–	–	–	–	–	797	210	94	55	36	24	18	14	12	10	7
45	–	–	–	–	–	–	–	–	818	211	95	57	36	25	18	13	11	8
50	–	–	–	–	–	–	–	–	–	820	210	97	54	35	23	17	12	9
55	–	–	–	–	–	–	–	–	–	–	801	201	91	53	34	23	17	10
60	–	–	–	–	–	–	–	–	–	–	–	771	195	86	48	29	19	12
65	–	–	–	–	–	–	–	–	–	–	–	–	725	180	79	45	26	18
70	–	–	–	–	–	–	–	–	–	–	–	–	–	662	167	70	36	22
75	–	–	–	–	–	–	–	–	–	–	–	–	–	–	588	142	59	33
80	–	–	–	–	–	–	–	–	–	–	–	–	–	–	–	494	113	48
85	–	–	–	–	–	–	–	–	–	–	–	–	–	–	–	–	379	84
90	–	–	–	–	–	–	–	–	–	–	–	–	–	–	–	–	–	255

表 8.5 つづき

検出力 90%

閾値有効率 (%)	期待有効率 (%)																	
	10	15	20	25	30	35	40	45	50	55	60	65	70	75	80	85	90	95
5	301	100	51	35	25	18	15	10	9	8	7	7	4	4	4	3	3	2
10	–	484	143	73	45	32	21	19	14	13	9	9	8	6	5	5	4	4
15	–	–	632	180	87	55	36	27	19	15	11	10	8	7	6	6	4	4
20	–	–	–	764	207	99	59	39	31	21	17	14	11	9	8	6	5	5
25	–	–	–	–	863	231	111	64	44	32	23	17	13	12	9	9	7	5
30	–	–	–	–	–	950	252	117	68	46	30	23	18	15	11	10	8	6
35	–	–	–	–	–	–	1017	265	124	69	47	33	24	18	13	11	9	6
40	–	–	–	–	–	–	–	1059	275	121	72	46	32	22	18	14	10	7
45	–	–	–	–	–	–	–	–	1082	273	125	71	44	31	22	16	13	8
50	–	–	–	–	–	–	–	–	–	1080	274	121	70	42	30	20	15	12
55	–	–	–	–	–	–	–	–	–	–	1066	266	116	66	42	26	20	14
60	–	–	–	–	–	–	–	–	–	–	–	1021	255	112	60	39	23	16
65	–	–	–	–	–	–	–	–	–	–	–	–	949	237	103	56	34	18
70	–	–	–	–	–	–	–	–	–	–	–	–	–	870	212	90	49	27
75	–	–	–	–	–	–	–	–	–	–	–	–	–	–	768	183	75	38
80	–	–	–	–	–	–	–	–	–	–	–	–	–	–	–	641	149	55
85	–	–	–	–	–	–	–	–	–	–	–	–	–	–	–	–	492	102
90	–	–	–	–	–	–	–	–	–	–	–	–	–	–	–	–	–	316

9 章

臨床試験のための Bayes 流アプローチ

POINT

❶ Bayes 流アプローチは，治療効果に関する事前データ（事前情報）と臨床試験で観察されたデータを統合することで治療効果を定量化する。

❷ 治療効果の評価においては，治療効果の事後分布から，治療効果の代表値（事後平均値など），信用区間，治療効果が事前に設定した閾値を超える事後確率を求め，定量的評価を行う。

❸ 被験治療に関する事前情報がないことを表現する無情報事前分布を用いることで，事前分布の選択に係る恣意性を最小限にすることができる。

❹ Bayes 流アプローチを採用する際のサンプルサイズは，コンピュータシミュレーション実験をとおして設定するのが一般的である。

❺ Bayes 流アプローチを用いる場合は，試験開始前にその動作特性（第1種の過誤確率やBayes流検出力など）を評価することが重要である。

9.1 頻度流アプローチと Bayes 流アプローチ

臨床試験において被験治療の効果の大きさや有無を評価する場合，試験で観察されたデータのみを用いてそれらを評価する**頻度流アプローチ**を用いるのが主流であり，その治療効果の確からしさの程度は，信

9章 臨床試験のためのBayes流アプローチ

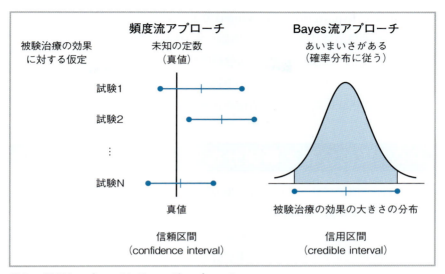

図9.1 頻度流アプローチとBayes流アプローチ

頼区間やp値によって定量化する。**Bayes（ベイズ）流アプローチ**は，治療効果に関する事前データ（事前情報）と試験で観察されたデータを統合（または事前情報を観察されたデータを用いて更新）することで治療効果を定量化する。

　頻度流アプローチとBayes流アプローチの考え方の違いは，信頼区間を例に解釈するとわかりやすい（**図9.1**）。頻度流アプローチでは，治療効果を**未知の定数（真値）**と仮定する。頻度流アプローチで求めている95％信頼区間は，「推定された区間が真値を含む確率が95％」という意味をもつ。つまり，同じ臨床試験を100回実施して，100個の95％信頼区間を推定すれば，そのうち95個の95％信頼区間が真値を含んでいるという解釈になる。一方，Bayes流アプローチでは，治療効果の取り得る値の範囲を考え，事前情報に基づく各値の確からしさを定量的に表現するために，治療効果に**事前分布**（prior distribution）を仮定する。Bayes流アプローチでは，Bayesの定理に基づいて，治療効果を事前分布と試験で観察されたデータから推定される

117

事後分布（posterior distribution）で表現する。この事後分布を用いて，治療効果の期待値（事後平均値）や **95%信用区間**（credible interval）（または **Bayes流95%信頼区間**）を推定する。なお，95%信用区間は，頻度流アプローチの95%信頼区間とは解釈が異なり，「治療効果が当該区間に存在する確率が95%」という意味をもつ。

9.2 事前分布と事後分布

Bayes流アプローチにおける事前情報とは，文献，過去の臨床試験成績，医師の臨床経験，アンケート調査などから想定される治療効果の大きさとその確からしさの程度である。統計解析の際は，これらの事前情報は正規分布などの確率分布（事前分布）として表現され，Bayesの定理に基づき，実施した臨床試験で観察されたデータと統合される。事前分布の選択には恣意性が入るため，試験実施計画書や統計解析計画書で事前規定しておく必要があり，治験であれば規制当局との合意が必要である。

　事前情報と試験で観察されたデータをBayes流に統合すると，治療効果の事後分布が得られる。一般に事後分布から，治療効果の代表値（事後平均値など），信用区間，治療効果が事前に規定した閾値を超える事後確率を求め，治療効果の定量的評価を行う。

9.3 Bayes流アプローチを利用する理由

医薬品規制調和国際会議（ICH）E9「臨床試験のための統計的原則」では，次の位置づけでBayes流アプローチの利用を認めている。

臨床試験の計画と解析においては，頻度論的立場からの統計手法に基づく方法が主流になっていることから，本ガイドラインは仮説検定や信頼区間を議論する場合，主として頻度論的手法（用語集参照）を念

頭に置いている。これは，他の方法が適切でないと主張するものではない。ベイズ流の手法や他の手法の使用も，それらの使用の理由が明らかであり，異なる仮定の下でも結果として得られる結論が十分に安定している場合には検討することができる。

　治験以外の臨床試験においても頻度流アプローチに基づく治療効果の評価が主流であり，被験者集積が困難であるなどの特段の事情がないかぎりは頻度流アプローチを採用することになる。
　Bayes 流アプローチの利用が考えられる場面は，例えば，希少疾患領域などの被験者集積が困難な臨床試験において，十分な検出力を確保できるサンプルサイズを集めることができないときである。このような場合に Bayes 流アプローチを用いると，適切な事前分布を設定することを前提に，事後分布をとおして治療効果の定量的評価が可能になる。

9.4　Bayes 流アプローチ利用時の留意点

Bayes 流アプローチは，その利用が治療効果の評価に有用と考えられる際に，以下に挙げる点に留意し，かつ治験の場合は規制当局と合意したうえで利用することが望ましい。

事前情報の選択

治療効果に関する事前情報として利用可能な情報は，文献，過去の臨床試験成績，医師の臨床経験，アンケート調査などさまざまである。事前情報の選択に係る恣意性は完全には排除できず，事後分布は選択した事前情報（事前分布）に依存することから，選択した事前情報の客観性が課題となる。文献や過去の臨床試験成績は，ほかの情報に比べ客観性の高い情報である。ただし，実施予定の試験との対象集団，治療内容，試験スケジュール，評価項目などの異同に留意すべきであ

る。また，試験実施時期や実施国などの違いによる医療環境の違いにも留意する必要がある。実際には，これらの項目がまったく同じ過去の臨床試験はほぼ存在しないため，試験デザインの類似性を精査し，臨床的，規制的に利用可能な事前情報を選択することになる。また，事前情報としての確からしさの程度に応じて，利用する情報の量を調整する Bayes 流アプローチもある。文献や過去の臨床試験成績がない場合には，医師の臨床経験やアンケート調査をとおして事前情報を決定することもある。

　近年，医薬品開発においてリアルワールドデータの活用が注目されている。リアルワールドデータとは，レセプトデータ，Diagnosis Procedure Combination（DPC）データ，電子カルテデータ，患者レジストリデータなどのことであり，通常は個人情報を除き匿名化して利用される。また，民間事業者が収集・販売しているデータもある。リアルワールドデータは，臨床試験とは異なる現実の環境下での治療効果やリスクを評価でき，臨床試験のエビデンスの補完や，臨床試験では評価できない仮説に対するエビデンス創出に用いられる。臨床試験成績のように要約されたデータではなく，個々の患者データを利用できる場合も多いため，リアルワールドデータから実施予定の試験の対象集団と類似した集団を抽出し，事前情報として利用することもできるかもしれない。ただし，リアルワールドデータのデータ品質管理は，臨床試験のそれとは異なるため，事前情報として利用するデータの信頼性には注意が必要である。

　既存情報の利用が困難な場合や，事前情報の選択に関する恣意性を排除したい場合には，事前情報がないことを表現する**無情報事前分布**（noninformative prior distribution）を用いることもできる。無情報事前分布を用いると，事後分布は主として試験で観察されたデータのみに基づいて推定される。Bayes 流アプローチの柔軟性の享受が試験目的の達成に有用である場合は，無情報事前分布の利用を検討するのがよいかもしれない。また無情報事前分布は，情報のある事前分布と

対比して用いることで，事前分布の影響を評価するための参照として役立つ場合もある。

治療効果に関する閾値と達成すべき事後確率の設定

頻度流アプローチでは，両側有意水準5％のもとでの仮説検定または95％信頼区間に基づき被験治療の効果の有無を判定する。一方Bayes流アプローチでは，単群試験の場合は，試験開始前に治療効果に関する閾値を設定したうえで治療効果がこの閾値を超える事後確率を求める。ランダム化対照試験（RCT）の場合は，被験治療の効果が対照治療の効果を上回る事後確率を求める。これらの事後確率が十分に高ければ，治療効果の存在の強い証拠となる。しかし，頻度流アプローチとは異なり，治療効果の有無を判定するコンセンサスのある基準確率がないため，試験ごとに達成すべき事後確率を決める必要がある。

サンプルサイズ設計と動作特性評価

Bayes流アプローチを採用する際のサンプルサイズ設計には，8章で示した方法を用いることはできず，通常はコンピュータシミュレーション実験をとおして計算する。コンピュータシミュレーション実験では，被験治療と対照治療の効果に関する事前分布，計画中の臨床試験において期待される治療効果（または被験治療が達成すべき治療効果に関する閾値），その他試験の不確実性に係るパラメータを設定し，どの程度の被験者数を登録すれば十分な確率で治療効果を評価できるか（**Bayes流検出力**）を調べる。また，治療効果がない場合に，誤って治療効果があると判断する確率（頻度流アプローチにおける第1種の過誤確率）もあわせて評価する。これらの指標は**動作特性**（operating characteristics）と呼ばれ，試験関係者がBayes流アプローチを正しく理解するためにも，試験開始前に動作特性を評価するべきである。

9.5 Bayes 流アプローチの利用が想定されるケース

プラセボ効果が小さい主要評価項目を用いる単群試験

ここではがん領域を例に説明するが，プラセボ効果が小さく客観性が高い主要評価項目を用いる単群試験であれば，疾患領域は問わないことに留意されたい。

がんを対象とした第 2 相試験の主要評価項目は，奏効率であることが多い。奏効率は比較的客観性の高い評価項目であり，既存情報を利用しやすい。また，無治療で腫瘍縮小が認められることはまれであるため，単群試験でも奏効率を統計学的に評価できる。

このような試験のサンプルサイズを頻度流アプローチに基づいて計算すると，仮説によっては，登録期間中に集積困難なサンプルサイズが算出される場合がある。頻度流アプローチに基づいて目標サンプルサイズを設定した場合は，原則として目標サンプルサイズに到達するまで試験を継続する必要がある。よって，希少疾患領域の臨床試験などでは，目標サンプルサイズに到達する最後の数例を集積するために試験期間を大幅に延長しなければならない場合もある。統計的仮説を設定せずに実施可能性の観点から目標サンプルサイズを設定することもあるが，その場合は得られた試験結果に対して事後的に有効性評価の基準を検討することになるため，恣意性が生じ試験結果の解釈が困難になる。

このような懸念がある場合には，例えば**中間モニタリング**（interim monitoring）のための Bayes 流アプローチを用いれば，目標サンプルサイズや有効性評価基準について柔軟な設定が可能となる。

事例：子宮癌肉腫患者に対する Bayes 流単群試験[1]

事例として，HER2 タンパク発現を伴う子宮癌肉腫患者を対象に，ト

ラスツズマブ デルクステカンの有効性および安全性を評価する第2相単群試験を紹介する。本試験の主要評価項目は奏効率であり，閾値奏効率は5%，期待奏効率は30%と仮定された。頻度流アプローチを用いる場合，両側有意水準5%のもとで検出力80%を達成するためには脱落率を考慮して20例を集積する必要がある。しかし，対象疾患の希少性をふまえると，登録期間である2年間で20例の集積は困難である可能性があった。このことから，当該試験では仮説検定に基づく効果の検証は困難と考え，Thall & Simon（Biometrics 1994；50：337-49）が提案した中間モニタリングを伴うBayes流デザインに基づき奏効率を評価することとされた。

目標サンプルサイズは15例以上25例以下とし，登録期間終了時点で解析対象集団が15例以上であれば，有効性の主たる解析を実施することとされた。閾値奏効率の事前分布には期待値が5%となるベータ分布Beta(10, 190)，期待奏効率の事前分布には期待値が30%となるベータ分布Beta(0.6, 1.4) が採用された。この設定のもとで，15～25例の範囲で被験薬の奏効率が閾値奏効率を超える事後確率が95%以上となるために必要な最小奏効例数は，15～21例では3例，22～25例では4例となる。なお，シミュレーション実験により推定した第1種の過誤確率は10%未満であった。

奏効率を主要評価項目としたバスケット試験

がん領域のバスケット試験（basket trial）（バスケット試験については，11章を参照されたい）では，特定のバイオマーカーや遺伝子異常を有する複数のがん種に対し，被験薬のがん種別またはがん種横断的な奏効率を評価する。がん種間に治療効果の潜在的類似性を仮定できる場合，あるがん種で治療効果が認められれば，ほかのがん種でも同様の治療効果が認められると期待される。この場合，各がん種における奏効率の推定精度を上げるために，がん種間でデータを統計学的に共有することが考えられる。がん種間のデータ共有には，例えば，**階層**

Bayes モデル（Bayesian hierarchical model：BHM）と呼ばれる Bayes 流アプローチを用いることができる。階層 Bayes 法では，奏効率に関する事前情報に加え，がん種間の奏効率の類似性に関する事前分布なども指定する必要がある。

プラセボ効果が認められる主要評価項目を用いる単群試験

プラセボ効果が認められる主要評価項目を用いる場合でも，疾患の希少性に伴う被験者集積の困難さから，単群試験で被験治療の効果を評価せざるを得ない場合がある。

　頻度流アプローチの場合，プラセボ効果に関する事前情報は閾値（帰無仮説）の設定に利用されるが，その確からしさは直接，有効性評価に取り込むことはできない。Bayes 流アプローチでは，事前情報を事前分布として有効性評価に取り込むことができ，さらに事前情報の確からしさに応じて有効性評価に取り込む程度を調整できる。例えば，プラセボ効果に関する事前情報の確度が高ければ，取り込む程度を大きくすることができる。ただし，プラセボ効果の事前分布の決定に必要なヒストリカルデータに関する一律の要件は存在せず，試験ごとに利用可能なヒストリカルデータからプラセボ効果の大きさやその確からしさを慎重に検討する必要がある。

検出力の低い RCT

主要評価項目に一定のプラセボ効果が認められる場合は，被験治療の治療効果を適切に評価するために RCT を実施することが望ましい。しかし，被験者集積が困難な疾患領域などにおいては，十分な検出力を確保した RCT を実施できないため，実施可能性と統計的評価可能性を同時に考慮して試験デザインや目標サンプルサイズを検討していくことになる。例えば，有意水準を緩和したデザイン（例えば両側有意水準10％）や **Simon**（サイモン）**の選択デザイン**などの利用を検

討する。

　目標サンプルサイズが検出力ではなく実施可能性に基づいて設定されている場合は，仮説検定に基づく結果評価は困難となる。このような場合に Bayes 流アプローチを用いれば，被験治療の効果が対照治療を上回る事後確率などを評価でき，被験治療の効果の評価に役立つ場合がある。

事例：新生児低酸素性虚血性脳症患者に対する Bayes 流 RCT

妊娠 36 週以降生誕の新生児低酸素性虚血性脳症患者（205 例）に対し，生後 6 時間以内に開始する低体温療法は，対照治療よりも死亡または障害発生を減少させることが頻度流 RCT で検証された[2]。この試験において，被験治療の対照治療に対する死亡または障害発生に関するリスク比は 0.72（95％信頼区間 0.54〜0.95，$p = 0.01$）であった。

　この結果をふまえ，低体温療法を生後 6〜24 時間に開始した場合でも同様の効果が認められるかを評価する Bayes 流 RCT が実施された[3]。生後 6〜24 時間に開始する場合，低体温療法の効果は生後 6 時間以内に開始する場合よりも少し小さくなると想定された。さらに，患者登録期間である 6 年で集積できる被験者数は 168 例との予測であった。このことから，本試験では仮説検定に基づく効果の検証は困難と判断され，Bayes 流アプローチが用いられることとなった。事前分布として，低体温療法の対照治療に対する死亡または障害発生に関するリスク比が，0.72，1.0，1.1 であると仮定した分布が設定された。また，低体温療法の対照治療に対する死亡または障害発生に関するリスク比が 1 よりも小さくなる事後確率が有効性の評価指標とされた。試験の結果，リスク比を 0.72，1.0，1.1 と仮定した事前分布を用いた場合の事後確率は，それぞれ 90％，76％，73％であった。図 9.2 は，リスク比を 1.0 と仮定した場合の事前分布とそれに基づいて推定された事後分布である。

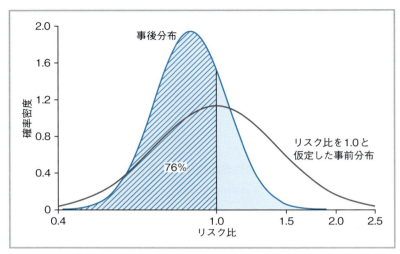

図 9.2 リスク比を 1.0 と仮定した場合の事前分布と事後分布
(文献 3 より作成)

小児領域の臨床開発

　小児領域の臨床開発も希少疾患と同様に被験者集積が困難であるが,小児に対する臨床試験を実施する前に,多くの場合は成人での臨床開発が進んでいる。対象疾患の病態や被験治療の反応性が成人と小児で十分に類似していると期待される場合,小児に対する被験治療の効果の評価に成人の臨床試験成績を活用することが考えられる。

　成人の臨床試験の結果を小児臨床試験の評価に用いる枠組みは以前から議論されている。2017 年に発出された ICH E11 (R1)「小児集団における医薬品開発の臨床試験に関するガイダンスの補遺」では,このような枠組みを小児用医薬品開発における外挿〔**小児外挿** (pediatric extrapolation)〕と呼んでおり,次のように定義している。

疾患経過及び期待される医薬品への反応が,小児及び参照集団(成人又は他の小児集団)の間で十分に類似していると推定できる場合に,

小児集団における医薬品の有効かつ安全な使用を支持するエビデンスを提供する手段

小児外挿においては，情報借用に関する既存の Bayes 流アプローチが利用できる。例えば，**meta-analytic prior 法**と呼ばれる方法を用いて，成人の複数の臨床試験成績から小児の治療効果を推定する際の事前分布を求めることができる。ほかにも，**robust mixture prior 法**や **power prior 法**と呼ばれる方法などがあり，それぞれ成人の臨床試験成績の利用方法が異なる。

事例：小児全身性エリテマトーデス患者に対するベリムマブのプラセボ対照二重盲検 RCT[4]

5～17 歳の小児全身性エリテマトーデス（SLE）患者を対象に，ベリムマブの有効性および安全性を評価するプラセボ対照二重盲検 RCT が実施された。本試験における主要評価項目は 52 週時の SLE responder index（SRI）のレスポンダー割合とされた。BEL110751/C1056 試験および BEL110752/C1057 試験は成人 SLE 患者を対象とした試験であり，これらの試験の成人データが小児外挿に利用された。

各試験における 52 週時のベリムマブ群のプラセボ群に対する SRI レスポンダー割合とオッズ比は，**表 9.1** のとおりである。オッズ比が 1 より大きい場合，ベリムマブ群の SRI レスポンダー割合はプラセボ群よりも高いことを意味する。成人データを情報借用しない場合のオッズ比は 1.5 であったが，meta-analytic prior 法，robust mixture prior 法，power prior 法で情報借用した場合のオッズ比は 1.7，1.6，1.6 で，成人 SLE 患者を対象とした 2 つの臨床試験の結果をメタ・アナリシスで統合した際のオッズ比 1.6 に近い値となった。また，情報借用しなかった場合のオッズ比の 95%信用区間の幅は 2.7 であるのに対し，meta-analytic prior 法，robust mixture prior 法，power prior 法の幅は，0.8，0.8，1.1 であり，より確信度の高い推定結果が

127

表 9.1 各試験における 52 週時の SRI レスポンダー割合とオッズ比

	SRI レスポンダー割合		オッズ比 (95%信頼区間)
	プラセボ群	ベリムマブ群	
BEL110751/C1056 試験 (成人)	33.5% (92/275 例)	43.2% (118/273 例)	1.5 (1.1〜2.1)
BEL110752/C1057 試験 (成人)	43.6% (125/287 例)	57.6% (167/290 例)	1.8 (1.3〜2.4)
メタ・アナリシスによる成人試験の統合結果			1.6 (1.3〜2.1)
BEL114055/C1109 試験 (小児)	43.6% (17/39 例)	52.8% (28/53 例)	1.5 (0.6〜3.5)
	情報借用なし		1.5 (0.7〜3.4)*
	meta-analytic prior 法		1.7 (1.3〜2.1)*
	robust mixture prior 法		1.6 (1.3〜2.1)*
	power prior 法		1.6 (1.2〜2.3)*

＊ オッズ比の事後分布の中央値と 95%信用区間
文献 4 より引用

得られた。

安全性の中間モニタリング

被験治療の安全性データを中間モニタリングして試験の継続の可否を判断する場合にも，Bayes 流アプローチを利用できる。例えば重篤な有害事象や死亡の発現率について，試験開始前の事前情報と試験で認められた発現率を統合し，当該事象の発現率の事後分布を算出することができる。関心のある有害事象の発現率が事前に設定した閾値以上になる事後確率が十分に高いと判断される場合，データモニタリング委員会（DMC）や試験運営委員会において試験中止を検討することになる（データモニタリング委員会については，10 章を参照されたい）。

●文献

1. Nishikawa T, Hasegawa K, Matsumoto K, et al. Trastuzumab deruxtecan for human epidermal growth factor receptor 2-expressing advanced or recurrent uterine carcinosarcoma (NCCH1615)：the STATICE trial. J Clin Oncol 2023；41：2789-99.　　　　　　　　　　　　　　　　　　　　　　　　　PMID：36977309

2. Shankaran S, Laptook AR, Ehrenkranz RA, et al. Whole-body hypothermia for neonates with hypoxic-ischemic encephalopathy. N Engl J Med 2005；353：1574-84.　　　　　　　　　　　　　　　　　　　　　　　　　　　PMID：16221780

3. Laptook AR, Shankaran S, Tyson JE, et al. Effect of therapeutic hypothermia initiated after 6 hours of age on death or disability among newborns with hypoxic-ischemic encephalopathy：a randomized clinical trial. JAMA 2017；318：1550-60.　　　　　　　　　　　　　　　　　　　　　　　　　　PMID：29067428

4. 浅野淳一．小児臨床試験のベイズ流解析．Precis Med 2024；7：111-4.

10章 アダプティブデザインに基づく臨床試験

POINT

❶ アダプティブデザインとは，試験の実施中に，試験の妥当性と完全性を損なうことなく，その試験で蓄積された中間データを用いて，事前に計画された試験特性の変更や修正を許容するデザインである。

❷ アダプテーション（試験特性の変更や修正）は計画的に行われるべきであり，試験開始後に場当たり的に実施するものではない。

❸ 群逐次デザインは，事前に計画した時点までに収集された中間データを解析し，被験治療の有効性，無益性，安全性を評価し，試験を早期中止することを許容するアダプティブデザインである。

❹ 通常，早期有効性中止を目的とした中間解析を実施する臨床試験では，アルファ消費関数を用いて中間解析および最終解析の有意水準を決定する。

❺ サンプルサイズ再設定は，中間データに基づきサンプルサイズを再設定することを許容するアダプティブデザインである。

10.1 アダプティブデザイン

アダプティブデザインとは，試験の実施中に，試験の妥当性と完全性を損なうことなく，その試験で蓄積された中間データを用いて，事前に計画された試験特性（試験の条件・手順，統計的事項など）の変更

や修正を許容するデザインである。通常，試験の条件・手順には，適格基準，用法・用量，治療・試験期間，評価項目などが含まれる。統計的事項には，ランダム化の方法，試験デザイン，統計的仮説，サンプルサイズ，中間解析の方法，統計解析計画などが含まれる。アダプティブデザインにおける試験特性の変更や修正は，**アダプテーション**とも呼ばれる。アダプテーションは，不適切な計画の臨床試験を是正するために行うものではなく，臨床試験の成功確率を高めるためのデザイン上の特性であることを認識しなければならない。よって，アダプテーションは計画的（by design）に行われるべきであり，試験開始後に場当たり的（ad hoc）に実施するものではない。

アダプティブデザインは，試験開始前には情報が十分でなく不確実性の高かった試験特性を試験開始後に変更・修正できるため，臨床試験の成功確率を高める有力なアプローチとなる。しかし，アダプテーションの前後で試験対象集団の患者背景が異なる可能性があること，被験治療の効果に関する仮説検定の p 値や信頼区間などの統計的推測にバイアスが生じる可能性があることに注意しなければならない。

アダプティブデザインに基づく臨床試験を実施する場合には，**中間解析**が実施される。ここでの中間解析は，試験実施中に被験者から得られたデータを解析することと定義され，仮説検定などに基づく群間比較がある場合だけでなく，中間データを評価するために実施されるすべての解析を含むものである。中間解析で評価されるデータには，有効性評価項目だけでなく，安全性評価項目，薬物動態・薬力学データ，バイオマーカーなど，すべてのデータが含まれる。

以下では代表的なアダプティブデザインとして，群逐次デザイン（group sequential design），サンプルサイズ再設定（sample size re-estimation），シームレス第 2/3 相デザイン，アダプティブランダム化（adaptive randomization），アダプティブ・エンリッチメントデザイン（adaptive enrichment design）を概説する。ほかにも，（主要）評価項目，試験仮説（優越性仮説，非劣性仮説）に対するアダプ

テーションを行うデザインなどもある。

10.2 群逐次デザイン

群逐次デザインは，事前に計画した時点までに収集された中間データを解析し，被験治療の有効性，**無益性**（futility），安全性を評価し，試験を早期中止することを許容するアダプティブデザインである。このデザインは，被験治療が有効であれば従来の臨床試験に比べてサンプルサイズおよび試験期間を減らすことが期待でき，無益性または安全性に懸念があれば早期に中止することで倫理的な利点をもたらすことができる。

早期有効性中止は，中間データから被験治療の有効性が統計学的に検証された場合に行う。**早期無益性中止**は，中間データから被験治療の有効性が検証される見込みが低いことが統計学的に示された場合に行う。早期有効性中止と早期無益性中止に関しては，原則として試験開始前に，その実施時期や判定に用いる統計解析法などを規定しておく必要がある。**早期安全性中止**は，被験治療または対照治療について許容できない有害事象が明らかになった場合に行う。

中間解析の計画を立案するのは試験実施者であるが，通常，中間データを実際に解析するのは試験から独立した統計家である。いずれの中止についても，データモニタリング委員会（DMC）が中間データを評価し，中止に係る勧告を試験実施者に行い，試験実施者はこの勧告を受けて試験を中止するか決定する。

▌早期有効性中止とアルファ消費関数

早期有効性中止を目的とした中間解析を計画する試験では，1回以上の中間解析と最終解析で実施される仮説検定の多重性を調整する必要がある。通常，中間解析時および最終解析時の有意水準の設定には，Lan & DeMets（Biometrika 1983：70：659-63）が提案した**アルファ**

10章 アダプティブデザインに基づく臨床試験

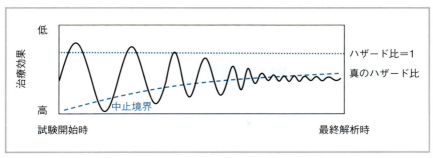

図 10.1 試験中の治療効果（ハザード比）の変動

消費関数（α-spending function）が用いられる。

　中間解析時の有意水準を設定するときには，試験中の治療効果の大きさの不確実性を考慮しなければならない。図 10.1 は，主要評価項目を全生存期間とした抗悪性腫瘍剤のランダム化対照試験（RCT）を想定し，試験中の被験薬の効果（被験薬の対照薬に対するハザード比）の変動を示したものである。通常，試験開始時直後はデータ数（死亡数）が少なくハザード比の推定値は不安定になり変動が大きいが，データが蓄積されるにつれてハザード比の推定値は真の値に近づいていく。中間解析を実施しない試験であれば，最終解析時のハザード比の推定値に含まれるバイアスは限定的であると考えられるが，試験初期は偶然変動が非常に大きいと考えられるため，中間データに基づき早期有効性中止するためには，十分に大きい治療効果が得られており，かつそれが帰無仮説（ハザード比＝1）を強く否定するものでなければならない。よって，中間解析時の有意水準（試験の中止境界）は，試験で収集される全データに対する中間データの相対的な量を考慮して，その大きさを決定するのが合理的である。

　アルファ消費関数は，試験で得られる全情報量（例えば総被験者数や総イベント数）のうち，観測されている情報量の割合〔情報分数（information fraction）〕を考慮して各中間解析で消費する第 1 種の過誤確率を計算し，有意水準を定めるアプローチである。情報分数は，

133

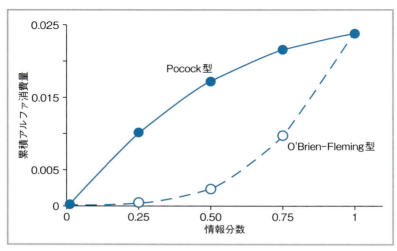

図 10.2 O'Brien-Fleming 型および Pocock 型のアルファ消費関数（片側有意水準 2.5%）

主要評価項目が連続型データおよび 2 値型データの場合は目標サンプルサイズに対する組み入れ被験者数の割合，時間イベント型データの場合は期待総イベント数に対する観測イベント数の割合となる。

アルファ消費関数にはいくつかの種類があり，代表的な関数型として **O'Brien-Fleming**（オブライエン・フレミング）**型**や **Pocock**（ポコック）**型**がある。**図 10.2** は，片側有意水準 2.5% のもとで，情報分数を 25%，50%，75% とした場合の O'Brien-Fleming 型および Pocock 型のアルファ消費関数を示している。O'Brien-Fleming 型のアルファ消費関数を用いる場合，試験初期はアルファの消費が少なく，中止境界は大きくなることがわかる。つまり，試験初期においては，非常に大きな治療効果が得られていないかぎり試験を早期有効性中止することはない。Pocock 型のアルファ消費関数は，各情報分数時点でほぼ同じ大きさのアルファを消費していることから，中止境界は各中間解析と最終解析をとおしてほぼ同じになることがわかる。

実務上は，O'Brien-Fleming 型のアルファ消費関数が最もよく利用

アダプティブデザインに基づく臨床試験 **10**章

表10.1 O'Brien-Fleming 型のアルファ消費関数の使用例

情報分数	25%	50%	75%	100%
アルファの累積消費量	0.00001	0.00153	0.00965	0.025
片側有意水準	0.000007	0.00152	0.00916	0.022

されており，その使用例を**表10.1**に示す。**表10.1**は，3回の中間解析を情報分数が25%，50%，75%のときにそれぞれ実施し，最終解析（情報分数は100%）を含めて計4回の解析を計画し，試験全体の片側有意水準を2.5%に設定したきの各解析時のアルファの累積消費量と片側有意水準である。第1回中間解析時の片側有意水準は0.0007%であり，被験治療の効果が非常に大きい場合にのみ早期有効性中止となることがわかる。一方で，最終解析時の片側有意水準は2.2%であり，中間解析を実施しない場合の2.5%とほぼ同じになる。その意味では，O'Brien-Fleming 型のアルファ消費関数は保守的なアプローチだと言える。

無益性の評価

中間解析では，その時点までに蓄積された主要評価項目に関するデータから被験治療の効果を推定し，その結果に基づいてそれ以降の中間解析時または最終解析時に期待される**条件付き検出力**（conditional power）を計算することができる。中間解析時の被験治療の効果が試験計画時に仮定した効果よりも小さければ，条件付き検出力は試験計画時の検出力より小さくなる。特に，条件付き検出力が極めて低い場合（例えば5%未満）は，試験を継続する意義がほとんどなく無益であることを意味する。

　条件付き検出力の計算では，中間解析以降に期待される被験治療の効果の大きさを仮定する必要がある。実務上は，中間解析以降は試験計画時に仮定した効果と同じ効果が得られると仮定することが多い。しかし通常は，中間解析以降の被験治療の効果を予想することは困難

135

である。条件付き検出力に代わる方法として，被験治療の効果の事後分布に基づいて平均的な条件付き検出力をBayes流に求める方法があり，この方法で計算される検出力を**予測検出力**（predictive power）と呼ぶ。ほかにも，検出力ではなく仮説検定の枠組みで無益性を評価する**ベータ消費関数**（β-spending function）に基づく方法もある。

10.3　サンプルサイズ再設定

サンプルサイズ再設定は，中間データに基づきサンプルサイズを再設定することを許容するアダプティブデザインである。割付治療を明らかにせず盲検下のデータのみを用いる方法と，割付治療を明らかにして非盲検下での群間差のデータを用いる方法がある。

　盲検下のサンプルサイズ再設定では，例えば，主要評価項目が連続型データであれば群を併合した分散（または標準偏差），2値型データであれば群を併合した反応割合，時間イベント型データであれば群を併合した総イベント数を中間データから計算する。これらの値がサンプルサイズ設計時に仮定した値と異なれば，その値を修正したうえでサンプルサイズを再計算する。

　例えば筋萎縮性側索硬化症（ALS）などの神経変性疾患では，患者の疾患進行状態を評価する症状スコアが主要評価項目として用いられることが多い。しかし，登録される被験者の異質性が非常に高いため，サンプルサイズ設計時に症状スコアのばらつき（分散や標準偏差）を見積もることが非常に難しい。ばらつきが仮定した値よりも大きいと検出力は低下するため，ばらつきの仮定に対する不確実性を中間データに基づいて修正し，仮説検証に必要な検出力を維持することが考えられる。一般に，このような群間比較を行わない盲検下のデータに基づくアダプテーションは，サンプルサイズ再設定にかぎらず，第1種の過誤確率に影響を与えない，もしくは影響を与えたとしても無視可能な程度に小さい。よって，連続型データのばらつき，2値型デー

タのイベント発現率，時間イベント型データのイベント数の仮定について，その不確実性が高い場合に盲検下のデータに基づくアダプテーションは有用である。実際に二重盲検試験では，このような盲検下のサンプルサイズ再設定がしばしば実施されている。

　盲検下のサンプルサイズ再設定では，被験治療の効果（群間差）以外のパラメータの仮定に対する懸念に対処しているが，治療効果そのものの仮定に対する懸念が生じる場合もある。例えば，サンプルサイズ設計時に被験治療の効果の大きさとして臨床的に意義のある最小の差（MCID）を常に設定するとはかぎらず，過去に実施された被験治療の臨床試験や，ほかの類似した治療の臨床試験の結果に基づきMCID よりも大きな値が仮定されることも多い。このとき，被験治療の効果が仮定した効果よりも小さいことが中間データから示唆されても，その値が MCID より大きい値であれば，検出力を維持するために被験治療の効果を少し小さく仮定し直し，サンプルサイズを増やして検出力を維持したいと考えるだろう。このような場合に，非盲検下のサンプルサイズ再設定が検討されることになる。

　非盲検下のサンプルサイズ再設定では，第 1 種の過誤確率を適切に調整しなければならない。仮説検定を用いる場合は，検定統計量または p 値を統合する方法や，条件付き第 1 種の過誤確率を制御する方法などがある。なお，試験実施中に被験治療の効果に関する情報が漏洩すると，試験の妥当性と完全性を損なう可能性がある。非盲検下のサンプルサイズ再設定は，統計的事項だけでなく試験の実施体制，特に中間解析結果の開示範囲について慎重に検討しなければならない。

10.4　シームレス第 2/3 相デザイン

シームレス第 2/3 相デザインは，主として医薬品開発に用いられるデザインで，第 2 相試験における最適な治療（同じ被験薬の異なる用法・用量，異なる被験薬など）の決定と，第 3 相試験における被験薬の有

効性検証を1つの試験で同時に達成することを主目的としたアダプティブデザインである。

　第2相パートでは，複数の被験治療群と対照治療群を設定した並行群間比較試験を実施し，第2相パート終了時の解析で1つ以上の被験治療群を選択し，対照治療群とともに第3相パートへ移行する。第3相パートの目的は，選択された被験治療群と対照治療群の有効性を比較することである。第3相パートの終了後，第2相と第3相パートの両方で組み入れられた被験者を解析対象集団として最終解析を実施する。それにより，第2相試験と第3相試験を独立に実施する場合と比べ，①第3相試験の計画や準備にかかる期間を削減して開発期間を短縮できる，②第2相パートで得られたデータも最終解析に利用できるため，より少ない被験者数で被験治療の有効性を検証できる，③第2相パートから第3相パートの終了まで同一被験者を追跡できるため，長期的データを得ることができる。なお，第2相パートの解析時にデータを十分に精査している時間はなく，通常は，DMCが事前に規定された意思決定ルールに従い第3相パートへ移行する被験治療群を選択する。

　また，シームレス第2/3相デザインでは，①第2相パートで設定した複数の被験治療群と対照治療群の対比較の際に仮説検定が繰り返し実施される，②第2相と第3相パートで2回の検定を実施することになる，③第2相パートで利用したデータが第3相パートの最終解析にも利用され，同じ被験者のデータを2回使用することになる。①と②における検定の多重性はこれまでに紹介してきた方法で対処可能である。③については，統合検定や条件付きエラー関数に基づく方法で全体の第1種の過誤確率を制御する必要がある。また，第2相パートで最も高い効果を示した被験治療群のみを選択した場合，両パートの併合データに基づいた治療効果の推定値にはバイアスが生じるため，必要に応じてバイアスを補正することが推奨される。

　このように，第2相パートのデータを用いて第3相パートの試験デ

ザインや統計解析などを最適化していくデザインを **inferential な
シームレス第 2/3 相デザイン**と呼ぶ。このデザインの事例は多くは
ない。他方で，第 2 相試験から第 3 相試験への試験運営を効率化する
ことを主目的とした **operational なシームレス第 2/3 相デザイン**も
ある。この場合，第 3 相パートの解析に第 2 相パートのデータを利用
しないため，inferential なシームレス第 2/3 相デザインの統計的諸問
題は生じない。

10.5　アダプティブランダム化

一般的に使用されるランダム化の方法は，被験者に治療を割り当てる
割付確率の設定方法により，従来型のランダム化，**治療アダプティブ
ランダム化**（treatment-adaptive randomization），**共変量アダプティ
ブランダム化**（covariate-adaptive randomization），**反応アダプティ
ブランダム化**（response-adaptive randomization）の 4 つに分類で
きる。

　従来型のランダム化は割付確率が一定であり，5 章で紹介した単純
ランダム化や層別ランダム化が該当する。他方で，アダプティブラン
ダム化の割付確率は従来型のランダム化とは異なり，それまでに割り
付けられた被験者の蓄積データに依存する。

　治療アダプティブランダム化は，従来型のランダム化と同様に事前
に割付コードを準備できるが，割付確率が可変となる。5 章で紹介し
たブロックランダム化は治療アダプティブランダム化の一種であり，
2 群比較試験の場合，いずれかの群のサンプルサイズが目標値に到達
するまでは一定の割付確率が用いられるが，一方の群が目標サンプル
サイズに到達したあとは全被験者をもう一方の群に割り付ける。

　共変量アダプティブランダム化と反応アダプティブランダム化は，
ランダム化時点までに観測された共変量やアウトカムのデータに基づ
いてランダム化を行うことが特徴である。共変量アダプティブランダ

ム化は，登録時の共変量とその時点までの割付結果に基づき，試験中に割付確率が変更される。5章で紹介した最小化法は，共変量アダプティブランダム化の一種である。

　治療アダプティブランダム化および共変量アダプティブランダム化は，群間のサンプルサイズの不均衡を小さくすることができる。一方で反応アダプティブランダム化は，ある特定の時点までの中間データから推定される被験治療および対照治療の効果に基づいて，当該時点で最良と推定される治療を次の被験者に割り付けることが望ましいという考え方に基づいた方法であり，倫理的配慮を重視した方法と言える。反応アダプティブランダム化の方法としては，**勝者選択モデル**（play-the-winner model），**ランダム化勝者選択モデル**（randomized play-the-winner model），**バンディットモデル**（bandit model）などがある。

10.6　アダプティブ・エンリッチメントデザイン

臨床試験の計画時に，被験治療がある特定の部分集団（患者背景や遺伝的要因などに基づいて定義される集団）に対してより高い効果を示すことが期待される場合がある。このような場合，試験開始時は患者集団を特定せずに全体集団を登録するものの，中間解析を実施して，その後に登録する集団を特定の部分集団に限定する，もしくは特定の部分集団の割合を大きくすることが考えられる。中間解析以降に特定の部分集団のみを登録した場合でも，中間解析前に登録された当該部分集団のデータも利用して被験治療の効果を評価することができる。このようなデザインは，**アダプティブ・エンリッチメントデザイン**と呼ばれる。

　アダプティブ・エンリッチメントデザインには，エンリッチメントを行わない標準的なデザインと比べいくつかの利点がある。例えば，試験計画時は全体集団を対象とした場合の期待治療効果に基づいてサ

アダプティブデザインに基づく臨床試験 **10章**

ンプルサイズ設計を行ったとする。中間解析結果に基づき，より治療
効果が高いと考えられる部分集団に限定して登録を継続した場合，最
終解析では計画時よりも高い検出力で仮説検定を実施できる可能性が
ある。また，中間解析までは当該部分集団以外の集団のデータも収集
していることから，これらの集団に対する被験治療効果も確認でき，
被験治療について多くの情報を得ることができる。なお，アダプティ
ブ・エンリッチメントデザインにおいても第1種の過誤確率の制御は
必要で，検定統計量または p 値を統合する方法などを用いる。

10.7　臨床試験シミュレーション

臨床試験シミュレーション（clinical trial simulation）とは，コン
ピュータ上で被験者データ（例えば主要評価項目のデータ）を乱数を
用いて生成することで，臨床試験を仮想的に実施するアプローチのこ
とである。臨床試験シミュレーションを実施することで，試験デザイ
ンや統計解析などを最適化し，実際の臨床試験の成功確率を最大化す
ることができる。アダプティブデザインに基づく臨床試験では，試験
開始前に臨床試験シミュレーションを実施することが重要である。

　一部のアダプティブデザインや複数のアダプティブデザインを組み
合わせて用いる場合は，仮説検定に用いる検定統計量の分布を解析的
に導出できない場合がある。このようなアダプティブデザインを計画
する場合は，臨床試験シミュレーションをとおして第1種の過誤確率
や検出力を評価する。例えば被験治療と対照治療を比較する RCT に
おいて，あるアダプテーションを実施した場合の第1種の過誤確率を
評価することを考える。この場合，臨床試験シミュレーションでは，
被験治療と対照治療には有効性の差がないという帰無仮説のもとで主
要評価項目を模倣した乱数を予定被験者数のぶん生成し，当該アダプ
テーションを実施したうえで，その乱数データに対し仮説検定（両側
有意水準5%）を適用して p 値を求める。このシミュレーションを，

141

例えば10万回実施して10万回の検定に対するp値をそれぞれ求める。帰無仮説のもとであれば，理論上は第1種の過誤確率に相当する5%（10万回中5000回）の検定で有意差（$p < 0.05$）が認められることになる。しかし，アダプテーションが検定統計量の推定に何らかの影響を与えていれば，5000回以上の検定で有意差が認められる場合がある。そのような場合は第1種の過誤確率を制御できていないことになり，アダプテーションや解析計画の再検討が必要になる。

　また，帰無仮説に相当する被験治療群と対照治療群の主要評価項目に対するシナリオは無数に存在するため，すべてのシナリオのもとで臨床試験シミュレーションを実施することはできない。主要評価項目についてもっともらしいと考えられる数値を複数用意し，その範囲で第1種の過誤確率が増大していないことを確認するのが一般的である。

　臨床試験シミュレーションでは，仮説検定における第1種の過誤確率や検出力だけでなく，サンプルサイズ，試験期間，コスト，治療効果の推定値のバイアス，用量選択などにおいて正しい選択が行われる確率など，試験の目的に応じてさまざまな動作特性が評価される。

10.8　データモニタリング委員会

DMCは，①被験者の利益を守ること，②将来の患者に最良の治療を提供できるように試験の完全性と信頼性を保つこと，③信頼できる最終結果を迅速かつ確実に利用できるようにすることを目的に，臨床医学専門家や生物統計家らで構成される試験関係者から独立した委員会である。DMCは，データ安全性モニタリング委員会（data safety and monitoring board：DSMB）や効果安全性評価委員会などと呼ばれる場合もあるが，その責務は同じである。DMCは，アダプティブデザインを伴わない臨床試験においても，主として安全性のモニタリングのために設置されることがあるが，ここではアダプティブデザインを用いる臨床試験におけるDMCの役割と責務に焦点を当てる。

アダプティブデザインに基づく臨床試験 10章

　DMC の最も重要な役割は，被験者の安全性の確保である。アダプティブデザインでは，対象集団，被験治療の内容，割付確率などが試験中に変更される場合があるため，試験の各段階での安全性評価が特に重要である。DMC は，定期的に会合を開き，安全性データをレビューして，有害事象や予期せぬ副作用を監視する。もし重大な安全性の懸念が生じた場合は，DMC は試験の一時中断や中止を勧告することができる。

　アダプティブデザインでは，中間解析結果に基づいて試験デザインを変更するため，中間データの正確性と信頼性を適切に確保することが求められる。DMC は，試験開始前には試験実施計画書をレビューし，試験中にはデータの正確性と信頼性を確認することで，中間データにバイアスが入り込まないよう監視する。

　また，DMC は，試験実施計画書に従ってアダプテーションが正しく行われているか，データの解釈や意思決定に誤りがないか，統計解析法が適切に適用され結果の信頼性が確保されているかなど，アダプテーションの正確性を保証する役割も担う。ほかにも，中間解析結果に基づいて，試験デザインの変更や追加の中間解析を計画するよう勧告する場合もある。

143

11^章

マスタープロトコルに基づく臨床試験

POINT

❶ マスタープロトコルとは，複数の試験仮説を同一の試験内で評価することを目的に作成される包括的プロトコルである。

❷ マスタープロトコル試験は，各サブ試験の目的・デザインなどに応じて，バスケット試験，アンブレラ試験，プラットフォーム試験に分類される。

❸ バスケット試験は，複数の疾患などに対して単一の被験治療の有効性および安全性を評価する試験である。

❹ アンブレラ試験は，単一の疾患に対して複数の被験治療の有効性および安全性を評価する試験である。

❺ プラットフォーム試験は，単一の疾患を対象とし，試験中に被験治療群の追加や除外を許容し，複数の被験治療を永続的に評価する試験である。

11.1 臨床試験の効率化

標準的な医薬品開発では，1つの臨床試験で，1つの疾患に対する1つの被験治療の有効性および安全性を評価する。しかし，近年の臨床試験を取り巻く環境の変化などから，このような方法で医薬品開発を行うことが困難なケースが増えてきている。例えば，被験者集積が困

144

難な希少疾患や小児領域を対象に標準的なランダム化対照試験（RCT）を実施することは困難であることが多い。また，新興・再興感染症パンデミックのように，迅速な医薬品開発が求められる状況下では，複数の被験治療の臨床試験を同時に進めなければならないこともある。

　マスタープロトコル（master protocol）とは，複数の試験仮説を同一の試験内で評価することを目的に作成される包括的プロトコルである。この包括的プロトコルには，その傘下に入り，並行して実施される複数のサブ試験の実施計画が含まれる。マスタープロトコルを用いた臨床試験（以下，**マスタープロトコル試験**）では，複数のサブ試験により複数の被験治療または疾患を同時に評価することができる。マスタープロトコル試験は，各サブ試験の目的・デザインなどに応じて，**バスケット試験**，**アンブレラ試験**（umbrella trial），**プラットフォーム試験**（platform trial）に分類される。マスタープロトコル試験は，共通の包括的プロトコルやインフラストラクチャのもとで複数のサブ試験を並行して実施できるため，臨床試験の計画と実施に関する効率性を高めることができる。しかし，マスタープロトコル試験の計画および実施は標準的な臨床試験よりも複雑であり，被験治療の有効性および安全性を適切に評価できるよう慎重に検討しなければならない。

11.2　抗悪性腫瘍剤開発の変遷とマスタープロトコル

抗悪性腫瘍剤開発と分子マーカーを利用した臨床試験デザインの変遷をふまえ，マスタープロトコル試験が提唱されるに至った背景を概観する。がん領域では，主として原発巣と進行度に基づいて患者を分類し，各集団でRCTを実施することにより標準治療を確立してきた。しかしながら，2000年代に入り，細胞・分子レベルでがん細胞の増

殖・進展を解明できるようになり，分子マーカーや遺伝子異常などの有無により特定のがん種をいくつかのサブタイプに分類できるようになった。同時に，薬物治療の中心は，正常細胞を含む細胞増殖の盛んな細胞に作用する細胞障害性薬剤からがん細胞のみに選択的に作用する分子標的薬へシフトし，近年では免疫力を維持または高めてがん細胞を攻撃する免疫チェックポイント阻害剤の開発が中心である。例えば，特定の分子マーカーを標的とする分子標的薬について，第3相試験終了後の事後解析から標的となる分子マーカーが特定された薬剤としては，*KRAS*遺伝子変異陽性結腸直腸癌に対するセツキシマブや，*EGFR*遺伝子変異陽性非小細胞肺癌に対するゲフィチニブがある。他方で試験開始前に分子マーカーが特定されていた薬剤としては，*ALK*融合遺伝子陽性非小細胞肺癌に対するクリゾチニブ，アレクチニブ，セリチニブがある。免疫チェックポイント阻害剤としては，ニボルマブやペムブロリズマブがある。

　このような抗悪性腫瘍剤開発の変遷に伴い，分子マーカーに基づくさまざまな臨床試験デザインが開発され始めた。エンリッチメントデザインまたは**標的デザイン**（targeted design）と呼ばれる試験デザインは，被験薬の効果が期待できる単一の分子マーカーを有する単一のがん種の患者集団（ここでは陽性集団に効果があると仮定する）を対象とする。このデザインを用いる場合，①試験開始前に当該分子マーカーが被験薬の投与対象を判別するためのバイオマーカーとなることについて一定のエビデンスが得られていること，②陰性例にはほぼ効果が期待できないことが生物学的に示されていること，③分子マーカーの測定キットが開発されていることが前提となる場合が多い。

　分子マーカーがバイオマーカーとして確立していないときは，**マーカー層別デザイン**（marker-stratified design）の利用が検討される。このデザインでは，患者は分子マーカー陽性集団と陰性集団に分類され，各集団内でランダム化される。また，マーカー層別デザインの亜型として，**sequential subgroup-specific デザイン**，**marker se-**

quential test（MaST）デザイン，**fall-back デザイン**などが提案されている。

分子マーカー別に臨床試験を実施するようになれば，標準治療確立のために実施すべき臨床試験の数は増加していく。研究開発費を抑えるためには，これらの試験を効率的に実施する必要がある。このような背景のもと，近年の分子マーカー測定技術の発展によりゲノム情報を比較的迅速かつ安価に測定できるようになったことも影響し，複数の試験を同時並行で実施するマスタープロトコル試験が提唱されることになったと考えられる。

なお，2014 年に西アフリカで発生したエボラ出血熱の流行や 2020 年からの新型コロナウイルス感染症（COVID-19）パンデミックのように，迅速かつ効率的な治療法の開発が急務である状況においても，マスタープロトコルを用いたプラットフォーム試験が注目された。候補となる被験治療が複数ある場面では，各被験治療に対して RCT を都度立ち上げる場合と比較し，プラットフォーム試験は共通の対照治療群を設定して各被験治療の有効性および安全性を効率的に評価できる。近年ではがんや感染症領域以外におけるマスタープロトコル試験も増加しており，被験者集積が課題となる疾患に対する医薬品開発では特に有力なアプローチになると期待されている。他方で，従来の臨床試験では生じないマスタープロトコル試験に特有の課題も多い。

11.3　マスタープロトコル試験

マスタープロトコルを用いることで，その傘下で実施されるサブ試験を，共通の臨床試験実施体制とインフラストラクチャのもとで行うことが可能となる。

マスタープロトコルはサブ試験を効率的に実施できるように作成され，サブ試験ごとに記載すべき事項や範囲が異なる。通常，サブ試験ごとに別途ドキュメント（試験実施計画書を含む）が作成される。例

えば，標準治療に不応または不耐の進行・再発の固形癌被験者を対象とし，被験治療ごとに第2相単群試験を実施する場合，選択・除外基準，試験スケジュール，サンプルサイズ，統計解析計画などは試験間で共通化できるかもしれない。この場合，マスタープロトコルにはこれらの共通化できる事項について記載する。被験治療ごとに定めるべき事項については別途ドキュメントを用意することで，試験の計画，実施に係る実務を効率化できる。また，試験中にサブ試験をすみやかに追加できるよう，サブ試験を計画する際に検討すべき事項や，試験デザイン，評価項目，有効性および安全性の評価方法，統計解析計画，モニタリング体制などに関する考え方や選択肢等をあらかじめマスタープロトコルに記載しておく方法もある。マスタープロトコルは画一的なものではなく，試験の目的に照らし合わせサブ試験を効率的に計画，実施できるように作成すべきである。

　サブ試験に登録する被験者を選定するスクリーニング評価を実施する場合は，共通のスクリーニングプラットフォームを構築することが望ましい。これにより，すべての被験者に対し，一定の品質で各サブ試験に参加するための適格性を確認できる。その結果，通常は試験ごとに行われるスクリーニング評価や適格性確認の重複が解消され，被験者登録の効率が飛躍的に向上する。また，スクリーニング評価の結果，いずれのサブ試験の適格基準も満たさなかった被験者であっても，例えばマスタープロトコル試験内に構築した経過観察レジストリに登録し追跡を継続することで，自然歴データを収集することができる。

　サブ試験共通のデータマネジメントシステムを用意することで，円滑なデータ収集・共有が可能となる。マスタープロトコル試験では，中間解析が頻回に実施される場合もあり，試験中に得られるデータを適時適切に管理できるデータマネジメント体制が求められる。ほかにも，モニタリングや有効性および安全性評価に関する手順など，効率化に資する共通のインフラストラクチャを構築することができる。

マスタープロトコル試験では，試験進行中に試験計画の変更，試験継続に関する意思決定，被験治療群の追加・中止などを行うことがある。よって，被験者の安全性を確保し，試験の妥当性と完全性を保証するために，必要に応じてデータモニタリング委員会（DMC）を設置することを検討すべきである。DMC は，事前に計画された有効性・無益性の評価や試験計画の変更に関する勧告だけでなく，事前に計画されていない事項であっても，試験の適切な実施のために試験実施計画書の修正やその他の関連する措置を勧告する場合がある。

11.4 バスケット試験

バスケット試験は，複数の疾患などに対して単一の被験治療の有効性および安全性を評価する試験である（図 11.1）。マスタープロトコルの傘下で，複数のバスケット試験が実施される場合もある。

医薬品開発におけるバスケット試験は，開発早期の proof of concept（PoC）の評価を目的とした第 2 相試験として実施されることが多いが，開発計画などによっては第 3 相試験として実施される場合も

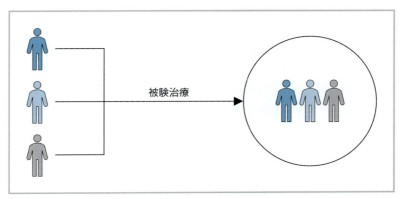

図 11.1 バスケット試験
複数の疾患や疾患サブタイプを対象に，単一の被験治療を評価する。

ある。試験進行中に特定の疾患で高い臨床的有用性を示唆する中間解析結果が得られた場合は，当該集団への登録を拡大し，さらなる被験者データを収集することもできる。ただし，登録拡大が事前に計画されたものでなければ，非盲検下の中間データに基づく試験計画の変更となるため，当該集団に対する有効性評価は慎重に行わなければならない。

　バスケット試験における主要評価項目の統計的仮説は，試験の目的，疾患横断的な被験治療の効果の確度，被験者集積の実現可能性などを考慮して決定する。疾患ごとに統計的仮説を設定する場合と，すべての疾患または一部の疾患を統合して単一の統計的仮説を設定する場合がある。後者の場合，試験の対象とする複数の疾患などに対して一様に被験治療の効果が認められることが一定の確度で予測できることが重要であり，統計解析においても被験治療の効果の均一性を評価する必要がある。なお，被験治療の効果の均一性を仮定できなくても，希少疾患などにおいて被験者集積を効率化するためにバスケット試験を実施することが合理的な場合があるが，このような場合は疾患ごとに統計的仮説を設定することが多い。

　遺伝子異常などを標的とした抗悪性腫瘍剤の開発にバスケット試験が利用されることがある。具体的には，特定の遺伝子異常などを有する複数のがん種に対して，それに対応する分子標的薬の治療効果を，奏効率を主要評価項目としてがん種別またはがん種横断的に評価する。主要評価項目が奏効率である場合，通常は奏効率に関する信頼区間の下限が事前に定めた閾値奏効率を超えることを十分な確率で示せるようサンプルサイズを設定する。奏効率に関する統計解析では，がん種別の集団およびすべてのがん種を統合した集団における奏効率をそれぞれ評価する。各がん種の奏効率を階層 Bayes（ベイズ）モデル（BHM）などの Bayes 流アプローチに基づいて評価する場合もある。

11.5 アンブレラ試験

アンブレラ試験は，単一の疾患に対して複数の被験治療の有効性および安全性を評価する試験である（図11.2）。バスケット試験は探索的な第2相単群サブ試験として実施されることが多いが，アンブレラ試験は第3相単群サブ試験またはランダム化サブ試験として実施されることが多い。第3相サブ試験では，標準的な臨床試験と同様の考え方で計画・実施すれば，被験治療の効果に関する検証的な証拠を得ることができる。ただし，希少癌や希少フラクションを対象とする場合，遺伝子異常などに基づいて被験者集団を細分化すると被験者登録が鈍化してしまうことに注意が必要である。また，通常，アンブレラ試験は大規模かつ長期的なマスタープロトコル試験となるが，試験期間中に標準治療が変更になると，その標準治療を対照治療群としたサブ試験の臨床的意義が乏しくなるという課題もある。

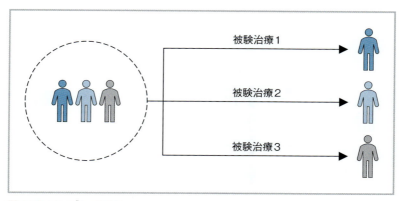

図 11.2　アンブレラ試験
単一の疾患を対象に，複数の被験治療を評価する。

11.6 プラットフォーム試験

プラットフォーム試験は，単一の疾患を対象に，試験中に被験治療群の追加や除外を許容し，複数の被験治療を永続的に評価する試験デザインである（図 11.3）。試験進行中に中間解析を繰り返し実施し，Bayes 流アプローチなどを用いて各被験治療の有効性および無益性を評価し，その結果に基づき特定の被験治療群への登録を中止したり，新たな被験治療群を追加したりする。中間解析の結果に基づいて，サンプルサイズを再計算するなどのアダプティブデザインを組み込むこともできる。プラットフォーム試験もアンブレラ試験と同様に大規模かつ長期的な試験となるため，試験の管理・運用に関する負担が大きくなるとともに，永続的に試験を実施していくための試験実施体制の構築が課題となる。

プラットフォーム試験では，被験治療群間で 1 つの対照治療群を共有することで，各被験治療群と対照治療群の比較に関する検出力を十分に確保しつつ，被験治療ごとに RCT を実施する場合と比較して試

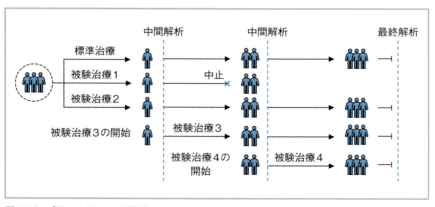

図 11.3 プラットフォーム試験
単一の疾患を対象に，試験中に被験治療群の追加や除外を許容し，複数の被験治療を永続的に評価する。

験全体のサンプルサイズを抑えることができる。ただし，対照治療群との比較の際に，そのすべてのデータを利用することについては慎重に検討しなければならない。特定の被験治療群の有効性を評価する際，当該被験治療群と同時期に対照治療群に登録された被験者のデータを**同時対照データ**（concurrent control data）という。他方で，当該被験治療群がプラットフォーム試験に加わる前または当該被験治療群への被験者登録が完了したのちに対照治療群に登録された被験者のデータは**非同時対照データ**（nonconcurrent control data）と呼ばれ，当該データを利用する際には外部データを比較対照とする場合と同様の問題が生じる。例えば，時間経過に伴い試験実施環境や標準治療などに変化が生じていれば，非同時対照データを含めた解析結果にはバイアスが含まれ，第1種の過誤確率の増大も懸念される。また，非同時対照データと同時対照データが大きく異なっていた場合には，被験治療群と対照治療群との比較結果についての解釈が困難になる可能性もある。

　プラットフォーム試験では，データ収集が完了した被験治療群から順に，有効性および安全性の評価が行われる。試験進行中に特定の被験治療群と対照治療群の比較結果が公表された場合，対照治療群の中間データが被験者や試験関係者に知られることになり，その後の試験計画，評価項目の判定，登録される被験者背景，脱落率などが変化するかもしれない。よって，試験結果を知り得る関係者，公表する情報，公表方法などについては慎重に検討する必要がある。

　プラットフォーム試験では，被験治療群ごとに共通の対照治療群との対比較が実施されるため，同一試験内で複数回の仮説検定を実施することになる。この場合，検定の多重性の問題が生じ，試験全体の第1種の過誤確率は名目の値（検証的試験では原則として両側5%）を超える。ただし，一般に被験治療ごとに独立した検証的試験を実施する際には，検証的試験間の検定の多重性を調整しないこと，共通の対照治療群を用いたとしても各被験治療群と対照治療群の対比較におけ

る第1種の過誤確率は増大しないことから，原則として試験全体の検定の多重性を調整する必要はない。ただし医薬品開発において，プラットフォーム試験で評価する被験治療が類似した化合物である場合や各被験治療の配合剤群が含まれる場合などにおいてはこのかぎりではない。プラットフォーム試験における検定の多重性の調整の必要性やその方法については，各被験治療の特性や試験全体の目的などをふまえ個別に判断すべきである。

参考図書

本書の執筆にあたり参考にした主な書籍，文献，ガイドラインなどは以下のとおりである。

1. Committee for Medicinal Products for Human Use. European Medicines Agency. Guideline on adjustment for baseline covariates in clinical trials. 26 February, 2015.

2. Committee for Proprietary Medicinal Products. European Medicines Agency. Points to consider on switching between superiority and non-inferiority. 27 July, 2000.

3. Daimon T, Hirakawa A, Matsui S. Dose-Finding Designs for Early-Phase Cancer Clinical Trials：A Brief Guidebook to Theory and Practice. Berlin：Springer, 2019.

4. Friedman LM, Furberg CD, DeMets DL, et al. Fundamentals of Clinical Trials（5th ed）. Berlin：Springer, 2015.

5. Hirakawa A, Sato H, Daimon T, et al. Modern Dose-Finding Designs for Cancer Phase I Trials：Drug Combinations and Molecularly Targeted Agents. Berlin：Springer, 2018.

6. Hirakawa A, Sato H, Igeta M, et al. Regulatory issues and the potential use of Bayesian approaches for early drug approval systems in Japan. Pharm Stat 2022；21：691-5.　　PMID：34994060

7. Sasaki M, Sato H, Uemura Y, et al. How much more efficient are adaptive platform trials than multiple stand-alone trials? A comprehensive simulation study for streamlining drug development during a pandemic. Clin Pharmacol Ther 2024；115：1372-82.
PMID：38441177

8. Woodcock J, LaVange LM. Master protocols to study multiple therapies, multiple diseases, or both. N Engl J Med 2017；377：62-

70. PMID：28679092

9. Chow SC, Chang M（著）．平川晃弘，五所正彦（監訳）．臨床試験のためのアダプティブデザイン．東京：朝倉書店，2018.

10. Ellenberg SS, Fleming TR, DeMets DL（著）．平川晃弘（監訳）．臨床試験のためのデータモニタリング委員会：実践ガイドブック．東京：サイエンティスト社，2017.

11. 大橋靖雄，浜田知久馬，魚住龍史．生存時間解析 応用編：SAS による生物統計．東京：東京大学出版会，2016.

12. 厚生省薬務局審査課長．ICH E4 新医薬品の承認に必要な用量−反応関係の検討のための指針．薬審第 494 号．平成 6 年 7 月 25 日．

13. 厚生省医薬安全局審査管理課長．ICH E9 臨床試験のための統計的原則．医薬審第 1047 号．平成 10 年 11 月 30 日．

14. 厚生労働省医薬局審査管理課長．ICH E10 臨床試験における対照群の選択とそれに関連する諸問題．医薬審発第 136 号．平成 13 年 2 月 27 日．

15. 厚生労働省医薬局医薬品審査管理課長．ICH E9（R1）臨床試験のための統計的原則 補遺 臨床試験における estimand と感度分析．医薬薬審発 0620 第 1 号．令和 6 年 6 月 20 日．

16. 厚生労働省医薬局医薬品審査管理課．医薬品開発等におけるマスタープロトコル試験の活用に関する留意事項．事務連絡．令和 6 年 6 月 20 日．

17. 丹後俊郎，上坂浩之（編集）．臨床試験ハンドブック―デザインと統計解析―．東京：朝倉書店，2006.

18. 丹後俊郎，松井茂之（編集）．臨床試験の事典．東京：朝倉書店，2023.

19. 椿 広計，藤田利治，佐藤俊哉（編集）．これからの臨床試験―医薬品の科学的評価−原理と方法―．東京：朝倉書店，1999.

20. 日本製薬工業協会．Estimand の治験実施計画書への実装．2023 年 3 月．

21. 日本製薬工業協会．治験における Patient Reported Outcomes〜臨床

開発担当者のための PRO 利用の手引き～. 2016 年 6 月.

22. 日本製薬工業協会. 臨床試験の欠測データの取り扱いに関する最近の展開と今後の課題について―NAS レポート, EMA ガイドライン, estimand と解析方法の概説―. 2014 年 7 月.

23. 橋詰公一, 武田健太朗, 佐藤宏征ほか. がん第 1 相用量探索試験におけるモデル支援型デザインの最近の展開. 計量生物学 2022；43：3-36.

24. 平川晃弘, 浅野淳一, 佐藤宏征ほか. がん臨床試験におけるベイズ流バスケットデザインの理論と実装. 計量生物学 2018；39：103-22.

25. 平川晃弘, 浅野淳一, 佐藤宏征ほか. マスタープロトコルに基づくがん臨床試験. 計量生物学 2018；39：85-101.

26. 平川晃弘, 佐藤宏征, 井桁正尭ほか. 希少疾患領域の治験におけるベイズ流アプローチの利用可能性と留意事項. 薬理と治療 2021；49：72-9.

索 引

数字・欧文

2剤2期のクロスオーバー試験　14
2値型データ　59, 60
2標本 t 検定　70
2標本カイ二乗検定　108
3＋3デザイン　32

α-spending function → アルファ消費関数
β-spending function → ベータ消費関数

adaptive design → アダプティブデザイン
adaptive enrichment design → アダプティブ・エンリッチメントデザイン
adaptive randomization → アダプティブランダム化
analysis of covariance（ANCOVA）　70
analysis set → 解析対象集団
area under the blood concentration time curve（AUC）　44

baseline observation carried forward（BOCF）法　73
basket trial → バスケット試験
Bayesian hierarchical model（BHM）　123, 150
Bayesian optimal interval design（BOIN）　34
Bayes流95％信頼区間　118
Bayes流アプローチ　116
Bayes流検出力　121
biological optimal dose（BOD）　34
Bonferroni法　31, 92

case report form（CRF）　4

clinical trial simulation → 臨床試験シミュレーション
Clopper-Pearson法　80, 111
Cochran-Armitage検定　29
Cochran-Mantel-Haenszel（CMH）検定　79, 108
concurrent control data → 同時対照データ
continual reassessment method（CRM）　33
Contract Research Organization（CRO）　49
Cox比例ハザードモデル　86
cumulative incidence function → 累積発生関数

database lock（DBL）　4, 69
data monitoring committee（DMC）　48, 128, 132, 142, 149
data safety and monitoring board（DSMB）　142
Diagnosis Procedure Combination（DPC）データ　120
dose limiting toxicity（DLT）　31
Dunnett法　31, 73

electronic data capture（EDC）　4
electronic PRO（ePRO）　65
estimand　96
evidence-based medicine（EBM）　1

fall-backデザイン　147
Farrington-Manning検定　39
Fine & Grayモデル　88
Fisherの正確確率検定　79
fixed effect → 固定効果
full analysis set（FAS）　94
futility → 無益性

Good Clinical Practice（GCP）　6
Gray検定　88
group sequential design → 群逐次デザイン

historical control data → ヒストリカル対照
データ
Hochberg 法　31
Holm 法　31
Hommel 法　31

ICH E9　13, 38, 94, 118
ICH E9（R1）　96
ICH E10　38
ICH E11（R1）　126
inferential なシームレス第 2/3 相デザイン
139
information fraction → 情報分数
intention-to-treat（ITT）の原則　94
Interactive Voice Response System（IVRS）
51
Interactive Web Response System（IWRS）
51
intercurrent event → 中間事象
interim analysis → 中間解析
interim monitoring → 中間モニタリング
intermittent missing → 間欠的な欠測
ITT 解析　94

Jonckheere-Terpstra 検定　29

Kaplan-Meier 法　84
Kenward-Roger 法　75

Lakatos の方法　110
last observation carried forward（LOCF）法
71
linear mixed-effects model → 線形混合効果
モデル
log-rank test → ログランク検定

Mann-Whitney の U 検定　80
marker sequential test（MaST）デザイン
146

marker-stratified design → マーカー層別デ
ザイン
master protocol → マスタープロトコル
maximum blood concentration（Cmax）　44
maximum effective dose（MaxED）　25
maximum tolerated dose（MTD）　26
MCP-Mod 法　31
median survival time（MST）　82
meta-analytic prior 法　127
minimal clinically important difference
（MCID）　105, 137
minimum effective dose（MinED）　7, 25
missing at random（MAR）　74, 77
missing completely at random（MCAR）　73,
77
missing not at random（MNAR）　76
mixed-effects model for repeated measures
（MMRM）　73, 107
modified ITT population → 修正 ITT 集団
monotone missing → 単調な欠測
multiplicity in testing → 検定の多重性

nonconcurrent control data → 非同時対照
データ
noninformative prior distribution → 無情報
事前分布
non-monotone missing → 非単調な欠測
Numerical Rating Scale（NRS）　59, 73

O'Brien-Fleming 型　134
one-sided test → 片側検定
operating characteristics → 動作特性
operational なシームレス第 2/3 相デザイン
139

p 値　101
patient-reported outcome（PRO）　64
pattern-mixture model → パターン混合モデ
ル
Pearson のカイ二乗検定　78

159

pediatric extrapolation → 小児外挿
per protocol set（PPS）　95
pharmacodynamics（PD）　7
pharmacokinetics（PK）　7
PICECAR　66
PICO　66
platform trial → プラットフォーム試験
Pocock 型　134
power prior 法　127
progression free survival（PFS）　47, 63
Project Optimus → プロジェクト・オプティ
　マス
proof of concept（PoC）　7, 24, 149
proportional hazard assumption → 比例ハ
　ザード性

quality of life（QOL）　64

random effect → 変量効果
randomized controlled trial（RCT）　2, 11,
　45
RECIST　60
restricted mean survival time（RMST）　89
robust mixture prior 法　127

sample size calculation → サンプルサイズ設
　計
sample size re-estimation → サンプルサイ
　ズ再設定
selection model → 選択モデル
sensitivity analysis → 感度分析
sequential subgroup-specific デザイン　146
Sidak 法　31
significance level → 有意水準
Simes 法　31
Simon の選択デザイン　124
statistical analysis plan（SAP）　3, 69
stratified analysis → 層別解析
Student の t 検定　70
subgroup analysis → 部分集団解析

supplementary analysis → 補足的解析
survival function → 生存関数

targeted design → 標的デザイン
Tukey-Kramer 法　31
two-sided test → 両側検定
type I error rate → 第 1 種の過誤確率
type II error rate → 第 2 種の過誤確率

umbrella trial → アンブレラ試験
U.S. Food and Drug Administration（FDA）
　35

van Elteren 検定　80
Visual Analogue Scale（VAS）　59, 73

Wilcoxon の順位和検定　80
Williams 法　31

和 文

あ 行

アダプティブ・エンリッチメントデザイン
　131, 140
アダプティブデザイン　8, 130
アダプティブランダム化　131, 139
アダプテーション　131
アルファ消費関数　132
アンブレラ試験　145, 151

医師主導治験　5
一般化ウィルコクソン検定　86
一般化可能性　13
医薬品開発業務受託機関（CRO）　49
医薬品規制調和国際会議（ICH）　13, 38
インフォームド・コンセント　6

ウィリアムズ法　31
ウィルコクソンの順位和検定　80
ウォッシュアウト期間　14
後ろ向き　5
打ち切りデータ　61

エスティマンド　96
エフェクトサイズ　106
エマージェンシーキーコード　50
エンドポイント　2, 57
エンリッチメント集団　19
エンリッチメントデザイン　19, 146

オッズ比　78
オブライエン・フレミング型　134

か　行

解析対象集団　2, 93
階層ベイズモデル（BHM）　123, 150
介入研究　5
外部対照　11
外部対照比較試験　16
確率的最小化法　56
仮説検定　9, 101
仮想ストラテジー　98
片側検定　103
カプラン・マイヤー法　84
間欠的な欠測　76
患者報告アウトカム（PRO）　64
患者レジストリデータ　120
完全データセット　78
感度分析　4, 69, 97

企業治験　5
規制当局　38, 118, 119
期待有効率　80, 112
帰無仮説　101
偽薬　12
境界時間　90

境界内平均生存時間（RMST）　89
競合リスクイベント　88
共主要評価項目　58
強制漸増デザイン　27
共通オッズ比　79
共通リスク差　79
共通リスク比　79
共分散分析（ANCOVA）　70
共変量　70, 74
共変量アダプティブランダム化　139

偶然誤差　2
クラスター内相関　22
クラスターランダム化試験　22
グレイ検定　88
クロスオーバー試験　14
クロッパー・ピアソン法　80, 111
群逐次デザイン　131, 132

傾向性の検定　29
経時データ　74
欠測値　4, 60
欠測パターン　76
欠測メカニズム　73, 76
血中濃度-時間曲線下面積（AUC）　44
検出力　41, 100, 101, 104
検証的試験　9
検定の多重性　58, 92
ケンワード・ロジャー法　75

抗悪性腫瘍剤　8, 31, 145
抗菌薬　41
交互作用　21, 71
後発医薬品　44
コクラン・アーミテッジ検定　29
コクラン・マンテル・ヘンツェル（CMH）
　検定　79, 108
コックス比例ハザードモデル　86
固定効果　74
固定用量デザイン　27

161

固定用量並行群間比較試験　24
根拠に基づく医療（EBM）　1
コントロール　11
コンピュータシミュレーション実験　121

さ 行

最高血中濃度（Cmax）　44
最小化法　55
最小有効用量（MinED）　7, 25
最大耐量（MTD）　26
最大の解析対象集団（FAS）　94
最大有効用量（MaxED）　25
サイモンの選択デザイン　124
サブグループ解析　4
サブ試験　145
サンプルサイズ再設定　131, 136
サンプルサイズ設計　100, 101
　　2値型データ　108
　　時間イベント型データ　109
　　連続型データ　106

シームレス第1/2相試験　8
シームレス第2/3相試験　8
シームレス第2/3相デザイン　131, 137
時間イベント型データ　59, 61
閾値有効率　80, 112
識別可能性　50
試験実施計画書　2
事後確率　118, 121
自己対照　11
自己対照ケースシリーズデザイン　16
事後分布　118
事前計画の原則　2
事前情報　117, 119
事前分布　117, 118
自然歴データ　148
シダック法　31
シミュレーション実験　123
シムズ法　31

修正 ITT 集団　95
重要な副次的評価項目　58
主要解析　69, 75
　　2値型データ　78
　　時間イベント型データ　81
　　連続型データ　70
主要層ストラテジー　98
主要評価項目　3, 57, 58
瞬間死亡率　86
順序カテゴリカルデータ　80
条件付き検出力　135
勝者選択モデル　140
小児外挿　126
情報打ち切り　83
情報分数　133
症例報告書（CRF）　4
シンセティック対照デザイン　17
真のエンドポイント　63
信用区間　118
信頼区間　39, 100

スイッチング　43
スケール化シェーンフェルド残差　87
スチューデントの t 検定　70
ストラテジー　98

生活の質（QOL）　64
生存関数　82, 86
生存期間の中央値（MST）　82
生存時間データ　61
静的割付　55
生物学的最適用量（BOD）　34
生物学的同等性試験　37, 44
生物統計家　4, 46, 48, 69
線形混合効果モデル　74
選択モデル　77

早期安全性中止　132
早期無益性中止　132
早期有効性中止　132

奏効率　122, 123
層別因子　54
層別解析　79
層別ランダム化　53
層別ログランク検定　86, 109

た　行

第1種の過誤確率　30, 103, 121
第1相試験　7
第2種の過誤確率　104
第2相試験　7
第3相試験　8
対照集団　11
代替エンドポイント　63
対比　29
対比係数　29
対立仮説　101
多群比較　30
多重検定手順　31
多重性　30
多重代入法　77, 78
多重対比検定　29
多重比較法　30
ダネット法　31, 73
ダブル・ダミー法　50
探索的試験　9
探索的評価項目　3, 57, 59
単純ランダム化　52
単調な欠測　76, 78

治験　5
治験実施計画書　6
治験審査委員会　6
中間解析　3, 48, 93, 131
中間事象　96, 97
中間モニタリング　122, 128
中止境界　133, 134
治療アダプティブランダム化　139
治療下ストラテジー　98

治療者ランダム化対照試験　22
治療方針ストラテジー　98

追跡期間　61, 82

データ安全性モニタリング委員会（DSMB）
　142
データ固定（DBL）　4, 69
データマネジメント　4
データモニタリング委員会（DMC）　48,
　128, 132, 142, 149
テューキー・クレーマー法　31
電子カルテデータ　120
点推定値　39, 100

統計解析計画書（SAP）　3, 69
動作特性　121
同時対照データ　153
動的割付　55
同等性試験　36, 43
登録期間　61
特定臨床研究　6

な　行

内部対照　11
並べ替えブロック　53

二重対数プロット　87
二重盲検化　47
二重盲検試験　47
任意漸増デザイン　27
忍容性　31

ノンパラメトリック検定　29

は　行

バイアス　2, 45
バイオアベイラビリティ　44

バイオクリープ現象　40
バイオマーカー　20
ハイブリッド対照デザイン　17
ハザード　86
ハザード比　86
バスケット試験　123, 145, 149
外れ値　60
パターン混合モデル　77
バックフィリングアプローチ　35
バン・エルテレン検定　80
反事実　11
バンディットモデル　140
反応アダプティブランダム化　139

ピアソンのカイ二乗検定　78
比較可能性　11
比較の形式　36
被験者内前後比較試験　15
被験者内漸増デザイン　27
被験者内同時比較試験　15
ヒストリカル対照データ　16
非単調な欠測　76, 78
非同時対照データ　153
被覆確率　80
非盲検非対照試験　15
非薬剤的変動　19
評価項目　2, 57
標準偏差　107
標的デザイン　146
比例オッズモデル解析　80
比例ハザード性　86
非劣性限界　38, 39
非劣性試験　36, 38
非劣性マージン　38
品質管理　4
品質保証　4
頻度流アプローチ　116

ファイン＆グレイモデル　88
ファリントン・マニング検定　39

フィッシャーの正確確率検定　79
複合エンドポイント　62
複合変数ストラテジー　98
副次的評価項目　3, 57, 58
部分集団解析　79
部分分布　88
プラセボ　12
プラセボ効果　15
プラットフォーム試験　145, 152
プロジェクト・オプティマス　35
ブロックランダム化　52
プロトコル　2
プロトコルに適合した対象集団（PPS）　95
分散共分散構造　74
分子標的薬　34

平均への回帰現象　15
閉検定手順　31
並行群間比較試験　13
米国食品医薬品局（FDA）　35
ベイズ流95%信頼区間　118
ベイズ流アプローチ　116
ベイズ流検出力　121
ベータ消費関数　136
変量効果　74

ポコック型　134
補足的解析　95, 97
ホッホベルグ法　31
ホメル法　31
ホルム法　31
ボンフェローニ法　31, 92

ま　行

マーカー層別デザイン　146
前向き　5
マスタープロトコル　145
マスタープロトコル試験　145, 147
マン・ホイットニーの U 検定　80

無益性　132, 135
無作為化　51
無情報打ち切り　83
無情報事前分布　120
無増悪生存期間（PFS）　47, 63

メタ・アナリシス　40
免疫チェックポイント阻害剤　34, 89

盲検化　45
持ち越し効果　14
モデル支援型デザイン　32
モデルに基づくデザイン　32

や　行

薬物動態　7
薬力学　7

有意水準　30, 92, 103
優越性試験　36, 37

要因デザイン　21
用量制限毒性（DLT）　31
用量漸増デザイン　25, 32
用量探索試験　31
用量探索デザイン　31, 35
用量範囲試験　7, 25
用量反応関係　23, 26
用量反応曲線　24, 26
用量反応試験　7, 25
用量反応モデル　31
予見性　52
予後因子　53, 79
予測検出力　136

ヨンクヒール・タプストラ検定　29

ら　行

ラカトシュの方法　110
乱数　52, 141
ランダム化　11, 51
ランダム化勝者選択モデル　140
ランダム化対照試験（RCT）　2, 11, 45
ランダム化中止試験　18

リアルワールドデータ　17, 120
リスク差　78
リスク集合　85
リスク比　78
両側検定　102
臨床研究　5
臨床研究法　6
臨床試験　1
臨床試験シミュレーション　141
臨床的に意義のある最小の差（MCID）
　105, 137

累積発生関数　88
ルールに基づくデザイン　32

レセプトデータ　120
連続型データ　59

ログランク検定　86, 109

わ　行

割付因子　108
割付キーコード　48

165

著者紹介

平川　晃弘（ひらかわ　あきひろ）

現職：東京科学大学大学院医歯学総合研究科　臨床統計学分野　教授

略歴：

2006 年 4 月〜 2011 年 3 月	医薬品医療機器総合機構　新薬審査第一部・第五部　審査専門員
2008 年 4 月〜 2011 年 3 月	東京理科大学大学院工学研究科　経営工学専攻博士課程修了〔博士（工学）〕
2011 年 4 月〜 2012 年 3 月	東京理科大学工学部　経営工学科　助教
2012 年 4 月〜 2017 年 3 月	名古屋大学医学部附属病院　先端医療・臨床研究支援センター　講師（統計解析室 室長）
2017 年 4 月〜 2020 年 3 月	東京大学大学院医学系研究科　生物統計情報学講座　特任准教授
2020 年 4 月〜	東京医科歯科大学大学院医歯学総合研究科　臨床統計学分野　教授

資格：日本計量生物学会　責任試験統計家

代表的な著書：

編著

Hirakawa A, Sato H, Daimon T, et al. Modern Dose-Finding Designs for Cancer Phase I Trials：Drug Combinations and Molecularly Targeted Agents. Berlin：Springer, 2018.

監訳

Chow SC, Chang M（著）. 平川晃弘，五所正彦（監訳）. 臨床試験のためのアダプティブデザイン. 東京：朝倉書店，2018.

Ellenberg SS, Fleming TR, DeMets DL（著）. 平川晃弘（監訳）. 臨床試験のためのデータモニタリング委員会：実践ガイドブック. 東京：サイエンティスト社，2017.

分担執筆

平川晃弘, 佐藤宏征. 第 4 章 臨床試験のデザインと統計解析. In：内田一郎, 芹生 卓（編集）. 製薬医学入門：くすりの価値最大化をめざして. 東京：メディカル・サイエンス・インターナショナル，2022：51-66.

臨床試験方法論

エビデンス創出のための試験デザインと統計解析

定価：本体 3,200 円+税

2025 年 2 月 7 日発行　第 1 版第 1 刷ⓒ

著　者　平川 晃弘

発行者　株式会社　メディカル・サイエンス・インターナショナル
　　　　代表取締役　金子 浩平
　　　　東京都文京区本郷 1 − 28 − 36
　　　　郵便番号 113 − 0033　電話(03)5804 − 6050

印刷：三報社印刷／ブックデザイン：臼井弘志（公和図書デザイン室）

ISBN　978-4-8157-3122-9　C3047

本書の複製権・翻訳権・上映権・譲渡権・貸与権・公衆送信権（送信可能化権を含む）は（株）メディカル・サイエンス・インターナショナルが保有します。
本書を無断で複製する行為（複写，スキャン，デジタルデータ化など）は，「私的使用のための複製」など著作権法上の限られた例外を除き禁じられています。大学，病院，診療所，企業などにおいて，業務上使用する目的（診療，研究活動を含む）で上記の行為を行うことは，その使用範囲が内部的であっても，私的使用には該当せず，違法です。また私的使用に該当する場合であっても，代行業者等の第三者に依頼して上記の行為を行うことは違法となります。

JCOPY 〈出版者著作権管理機構 委託出版物〉

本書の無断複製は著作権法上での例外を除き禁じられています。複製される場合は，そのつど事前に，出版者著作権管理機構（電話 03 − 5244 − 5088，FAX 03 − 5244 − 5089，info@jcopy.or.jp）の許諾を得てください。